L'EAU FROIDE

SES PROPRIÉTÉS

ET

SON EMPLOI

PRINCIPALEMENT

DANS L'ÉTAT NERVEUX

Par le Dr ADOLPHE BLOCH

EX-MÉDECIN DE L'HOPITAL DU HAVRE
ANCIEN INTERNE DES HOPITAUX DE PARIS

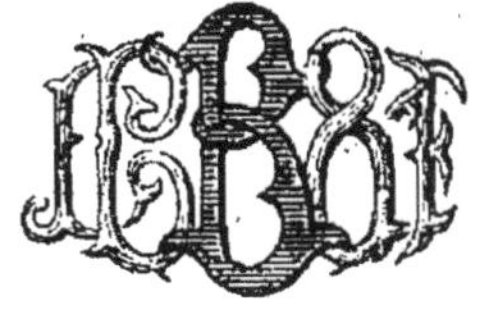

PARIS

LIBRAIRIE J.-B. BAILLIÈRE ET FILS

19, rue Hautefeuille, près le boulevard Saint-Germain

1880

L'EAU FROIDE

SES PROPRIÉTÉS ET SON EMPLOI

PARIS. — IMPRIMERIE ÉMILE MARTINET, RUE MIGNON, 2

L'EAU FROIDE.

SES PROPRIÉTÉS

ET

SON EMPLOI

PRINCIPALEMENT

DANS L'ÉTAT NERVEUX

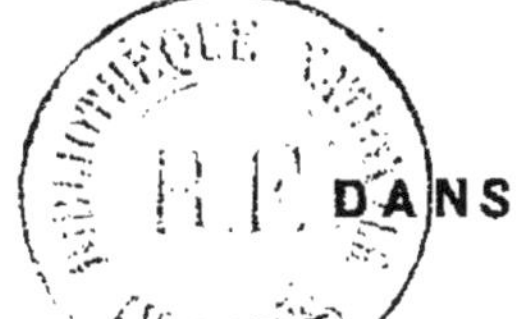

Par le Dr ADOLPHE BLOCH

EX-MÉDECIN DE L'HOPITAL DU HAVRE

ANCIEN INTERNE DES HOPITAUX DE PARIS

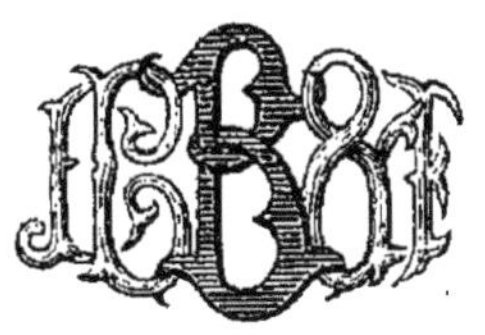

PARIS

LIBRAIRIE J.-B. BAILLIÈRE ET FILS

19, rue Hautefeuille, près le boulevard Saint-Germain

1880

INTRODUCTION

Presque tous les médecins reconnaissent aujourd'hui que l'hydrothérapie est une des médications les plus salutaires, et que l'eau froide, méthodiquement employée en applications extérieures, donne des succès incontestables dans le traitement de certaines maladies nerveuses où d'autres moyens thérapeutiques n'ont souvent aucune efficacité.

Mais nous croyons que la propriété essentielle de l'eau froide n'est pas celle qu'on lui accorde généralement, au point de vue physiologique et thérapeutique.

Ainsi, l'on dit que l'eau froide est un *sédatif*,

et nous soutenons, au contraire, qu'elle est un *excitant*.

Il est facile de s'en convaincre en observant régulièrement quelques malades‘ atteints de nervosisme, auxquels on a prescrit l'eau froide en applications extérieures.

D'un autre côté, les travaux publiés jusqu'à ce jour sur l'action de l'eau froide traitent particulièrement de son influence sur la circulation et la calorification; mais son effet sur le système nerveux a été peu étudié.

Or, l'eau froide appliquée à l'extérieur donne lieu à un effet particulier, sur lequel nous désirons appeler l'attention, parce qu'on ne lui donne pas toute l'importance qu'il mérite, au point de vue physiologique et thérapeutique.

Nous voulons parler de l'action *perturbatrice* exercée sur le système nerveux, action qui, pour nous, joue un grand rôle dans la guérison des névroses.

Quand on parcourt les traités d'hydrothérapie, on est frappé de la diversité des effets directs qu'on attribue à l'eau froide. On pense que ces effets varient surtout avec le procédé employé ; que, par exemple, telle douche d'eau froide serait *sédative*, au lieu que telle autre serait *excitante*. Pour nous, il n'y a aucune différence.

Toutes les applications froides, quelles qu'elles soient, sont primitivement excitantes, à cause de cette action perturbatrice dont nous parlons. Seulement le degré d'excitation varie avec la température et le mode d'application de l'eau, ainsi qu'avec l'impressionnabilité du sujet et la nature de la maladie.

Les applications locales d'eau froide produisent aussi une action *primitivement* excitante, comme le prouvent les expériences précises faites sur ce point par divers physiologistes.

Il en est de même des applications de glace, dont l'action, quoique anesthésique, est, à un haut degré, *préalablement excitante*.

Après avoir insisté sur le mécanisme de l'action perturbatrice et sur le phénomène *dit* de la *réaction*, nous passons en revue les principales maladies dans lesquelles cette action perturbatrice joue un rôle plus ou moins actif.

Nous commençons par la fièvre typhoïde et d'autres affections aiguës, dans le traitement desquelles l'eau froide a été souvent utilisée dans ces derniers temps, et nous admettons que l'action perturbatrice exercée sur le système nerveux est un effet dont il faut tenir compte, aussi bien que de l'action réfrigérante, lorsqu'on veut s'expliquer les résultats, heureux ou non, de la médication.

Dans ces maladies aiguës, nous décrivons l'influence de l'eau froide, considérée à la fois comme agent *perturbateur* et comme agent *réfrigérant;* mais dans les affections chroniques, c'est l'action perturbatrice seule qui est en jeu, comme effet *primitif.*

Les autres effets de l'eau froide, *sédatifs, sti-*

mulants, *antipériodiques*, etc., sont comptés par nous au nombre des effets *consécutifs*.

Nous consacrons un chapitre important aux principales maladies chroniques telles que l'état nerveux, l'hystérie, l'hypochondrie et la chlorose, où l'eau froide donne les meilleurs résultats à titre d'agent perturbateur, et nous prouvons que cette action perturbatrice est la seule cause qui puisse expliquer la guérison de ces affections.

De plus, nous indiquons le mode d'application de l'eau froide qui nous paraît le plus efficace dans le traitement des névroses.

La méthode que nous suivons est d'ailleurs empruntée à celle de notre savant confrère, M. le docteur Beni-Barde (1), entre les mains duquel l'hydrothérapie a donné de si beaux résultats.

Enfin, nous nous occupons de l'action thérapeutique des applications locales de l'eau froide et de la glace, et nous terminons par quelques considérations sur le degré d'intensité des effets excitants, suivant la température de l'eau froide, et suivant les procédés employés pour l'application.

Avant d'entrer en matière nous résumons, aussi brièvement que possible, les théories généralement admises sur l'action de l'eau froide, pour faire connaître les points sur lesquels nous différons des auteurs.

ADOLPHE BLOCH.

Paris, juillet 1880.

---

(1) *Traité theorique et pratique d'hydrothérapie*, par le Dr Beni-Barde. Paris, 1874.

L'EAU FROIDE

SES PROPRIÉTÉS ET SON EMPLOI

PRINCIPALEMENT DANS L'ÉTAT NERVEUX

CHAPITRE PREMIER

Théories de Fleury, Beni-Barde, Trousseau et Pidoux, et de
Gigot-Suart sur l'eau froide. — Nos objections.

D'après Fleury (1), l'eau froide a deux modes
d'action entièrement opposées l'une à l'autre.

« 1° Une action réfrigérante, sédative, antiphlogistique ;

» 2° Une action excitante.

(1) Fleury, *Traité thérapeutique et clinique d'hydrothérapie.*
Paris, 1866, p. 126 et suivantes.

» Dans le premier cas, dit-il, l'eau agit par elle-même, à titre de corps froid, de corps réfrigérant. La température de cette eau ne doit pas être trop basse, (pas moins de 10° centigrades) et l'application doit être longtemps prolongée et à peu près continue, afin d'éviter la réaction. »

Pour arriver à cet effet sédatif, il soutenait qu'il fallait employer les bains en général, les enveloppements humides, les compresses, c'est-à-dire des procédés au moyen desquels l'eau froide est mise en contact avec la partie vivante, sans la frapper.

Il pensait que l'eau froide exerçait une action sédative sur le système nerveux en abaissant la température animale, et en diminuant l'afflux de sang, ainsi que l'activité de la circulation centrale et capillaire.

« Dans le deuxième cas, au contraire, pour obtenir l'effet excitant de l'eau froide, les conditions étaient tout autres.

» Ici, continue Fleury, l'eau n'agit plus par elle-même, mais par le mouvement vital qu'elle provoque, par la réaction dont son application est suivie, et qu'au lieu d'éviter, il faut au contraire rechercher comme le but à atteindre, comme le seul agent capable de produire l'effet désiré.

» Ici, la réaction ne doit plus s'opérer lentement, graduellement, dans un espace de temps qui varie entre une demi-heure et plusieurs heures. Il faut qu'elle soit brusque, prompte, instantanée.

» Ici, il ne suffit plus qu'elle ramène la température animale abaissée par l'eau froide à son chiffre primitif, il faut qu'elle l'élève au-dessus de ce chiffre.

» Ici, enfin, plus l'eau est froide, *plus la force avec laquelle elle frappe le tissu est considérable,* et je dirai presque : plus la durée de l'application est courte — plus les effets que l'on recherche seront facilement et convenablement obtenus. »

Pour obtenir cet effet excitant, Fleury avait recours aux différentes espèces de douches ; douches en pluie, douches en jet, etc., etc.

Mais cette manière d'interpréter l'action physiologique et thérapeutique de l'eau froide nous paraît sujette à plusieurs objections qui sont les suivantes :

1° Toutes les applications externes d'eau froide, quelle qu'en soit la forme, immersions, enveloppements, douches, sont primitivement excitantes, par suite d'une *perturbation* plus ou moins vive que l'eau froide imprime aux centres nerveux.

2° L'effet excitant de l'eau froide ne résulte pas des phénomènes de la réaction, mais de cette *perturbation* du système nerveux.

3° L'action sédative que Fleury range au nombre des effets primitifs, n'est que consécutive, et provient d'une modification dans les troubles fonctionnels du système nerveux, modification due elle-même à l'action *perturbatrice* de l'eau froide.

4° Ce n'est pas en abaissant la température animale, ni en diminuant l'afflux du sang et l'activité de la circulation centrale et capillaire que l'effet sédatif a lieu.

Le docteur Beni-Barde, comme Fleury, range l'action sédative parmi les effets directs de l'eau froide ; mais il admet aussi une sédation indirecte due à l'action tonique de l'hydrothérapie, qu'il explique ainsi :

« Si l'on arrive à calmer l'excitabilité de certains malades, c'est que, le plus souvent, cette excitabilité résulte de l'état de faiblesse et que, pour être calmés, ces malades ont besoin d'être fortifiés (1). »

Or, nous devons démontrer que l'action sédative n'est que le résultat de la perturbation du système nerveux, et nous verrons aussi que l'effet tonique de l'eau froide n'est d'aucune utilité pour calmer la surexcitation nerveuse.

Trousseau et Pidoux placent le froid en tête des sédatifs (2) ; nous prouverons, au contraire, qu'il n'est qu'un excitant.

A la société d'hydrologie médicale de Paris eut lieu, en 1870, une discussion importante sur les principes de l'hydrothérapie, à la suite d'un rapport du docteur Gigot-Suard sur un mémoire de M. Delmas intitulé : *De l'hydrothérapie à domicile*.

(1) Beni-Barde, *Traité théorique et pratique d'hydrothérapie*, 1874, p. 244.
(2) Trousseau et Pidoux, *Traité de thérapeutique*, p. 909.

Nous exposerons ici quelques-unes des conclusions de M. Gigot-Suard :

« Quel que soit le mode d'application de l'eau froide à la surface du corps, elle n'agit que par les modifications imprimées à la circulation capillaire de la peau. Ces modifications sont dues à la réfrigération.

» L'effet immédiat de l'application froide est la contraction des capillaires sanguins, par conséquent, la diminution du sang et le ralentissement de la circulation dans ces vaisseaux.

» Lorsque les capillaires sanguins restent contractés et que la circulation est ralentie pendant un certain temps, l'effet est *sédatif*, et il en résulte un abaissement de la température dans les parties en contact avec l'eau froide.

» L'effet est *excitant* lorsque la dilatation des capillaires sanguins et l'afflux du sang dans ces vaisseaux, en quantité plus considérable qu'avant l'application du froid, succèdent à leur contraction et au ralentissement de la circulation. Ce phénomène qui constitue la *réaction* produit une augmentation de la température locale, quand l'application de l'eau est partielle, et générale quand elle a lieu sur toute l'enveloppe cutanée.

» L'hydrothérapie n'agit sur les fonctions végétatives de l'économie qu'en globulisant le sang à la manière du fer; mais il s'en faut que ce résultat soit constant, et on ne l'obtient souvent qu'avec une extrême lenteur et par des procédés énergiques. Elle n'a d'influence appréciable ni sur les secrétions, ni sur les excrétions. Elle ne peut modifier les altérations du plasma sanguin et du plasma lymphathique, en un mot, les dyscrasies, les diathèses.

» Les applications extérieures d'eau froide ont une double action sur le système nerveux : l'une constante, immédiate, due à l'impression que l'eau produit sur les expansions nerveuses terminales de la peau, impression plus ou moins vive, plus ou moins brusque, plus ou moins instantanée, par conséquent, plus ou moins perturbatrice; l'autre, médiate, consécutive, non constante et subordonnée à la globulisation du sang (1). »

(1) *Annales de la Société d'Hydrologie médicale de Paris*, t. XVI, p. 392 et suivantes.

On voit que **M.** Gigot-Suard, en passant en revue les effets de l'eau froide, ne tient compte que de l'influence exercée sur les capillaires sanguins.

L'effet *sédatif* et l'effet *excitant* ne seraient dus, selon lui, qu'à des différences dans la contraction et la dilatation des capillaires, et dans la quantité de sang qui les traverse pendant l'application du froid.

En somme l'opinion de ce médecin ne diffère pas sensiblement de celle de Fleury.

Quant à l'action perturbatrice sur le système nerveux qu'il signale cependant, **M.** Gigot-Suard ne paraît y attacher aucune importance dans le mode de guérison des maladies.

CHAPITRE II

I

ACTION PERTURBATRICE DES APPLICATIONS GÉNÉRALES DE L'EAU FROIDE

Toutes les applications externes d'eau froide, quelle qu'en soit la forme, immersions, envelop- pements, douches, sont primitivement excitantes, par suite d'une perturbation plus ou moins vive que l'eau froide produit sur les centres nerveux.

Pour se persuader de l'effet excitant des simples immersions, dans une eau à 18 degrés, par exemple, il n'y a qu'à se rappeler la sensation que l'on éprouve en entrant dans un bain de rivière.

On ne peut nier que la première impression n'est pas des plus agréables, et qu'elle est même souvent pénible, douloureuse ; immédiatement, la respiration devient irrégulière et la première inspiration est courte, profonde, comme spasmodique ; quelquefois, il y a de l'oppression, un frisson général se manifeste, accompagné de tremblements et de claquements de dents ; les lèvres sont violacées, la peau se décolore ; il se produit de la chair de poule ; la vitesse du cœur est augmentée, et le pouls est petit, irrégulier.

Mais, au bout de quelques instants, apparaissent d'autres phénomènes. A l'impression désagréable du premier moment, succède une sensation plus douce ; le contact du froid n'est plus aussi pénible, la respiration est plus facile, les tremblements cessent, les capillaires se dilatent, la chair de poule disparaît, la vitesse du cœur diminue, enfin, un bien-être relatif s'établit, et l'on éprouve une sensation de chaleur ; c'est ce qu'on appelle la *réaction*.

Mais, d'où dépendent les phénomènes qui précèdent cette réaction ?

Ils ne peuvent provenir que d'une *perturba-tion* du système nerveux, perturbation produite par le contact de l'eau froide avec les papilles nerveuses de la peau.

Cette excitation se propage ensuite, par voie réflexe, des centres nerveux sur divers appareils ; sur la respiration, sur la circulation centrale et périphérique, sur les éléments de la peau et sur le système musculaire. — Du côté de la respiration, nous remarquons un trouble plus ou moins prononcé dans le rhythme des mouvements respiratoires ; du côté du système musculaire, les tremblements ; du côté de la peau, la contraction des bulbes pileux, le resserrement des vaisseaux capillaires ; enfin, du côté du cœur, des changements dans le nombre et le rhythme des battements de cet organe, et du côté des artères, des modifications dans la tension artérielle, sur lesquelles E. Delmas Saint-Hilaire[1] a appelé l'attention dans ces derniers temps.

Cet auteur a remarqué que la tension arté-

____

(1) Delmas Saint-Hilaire, *Etude statistique et clinique du service hydrothérapique de l'hôpital de Saint-André de Bordeaux*, 1879. Paris.

rielle augmentait à l'instant même de l'application de l'eau froide.

« Pendant la réaction, au contraire, dès que l'action du froid est arrêtée, la tension artérielle diminue. »

Donc, les principaux appareils de l'économie se ressentent de l'influence de l'eau froide, au début de l'application; et cette influence est excitante, ou plutôt *perturbatrice*, ainsi que nous venons de le constater.

D'ailleurs, il n'est pour ainsi dire pas d'organe qui ne puisse être modifié par une application d'eau froide sur les téguments. Seulement, le degré d'excitation primitive varie avec l'impressionnabilité du sujet, avec la température de l'eau, et avec l'état de repos ou d'agitation du liquide.

Ainsi, lorsque l'eau froide est projetée sur le corps au moyen d'une douche en pluie, les modifications de la circulation, de la respiration et de la tension artérielle seront encore plus manifestes; mais quelle que soit la forme hydriatique, immersion ou douche, la première action de l'eau froide est toujours excitante.

Pour prouver encore que les simples immersions sont elles-mêmes excitantes, nous ajouterons que des symptômes d'excitation ultérieure peuvent se produire chez certaines personnes, d'ailleurs bien portantes.

Ainsi, chacun connaît l'agitation nerveuse et l'insomnie qui surviennent quelquefois à la suite d'un bain plus ou moins prolongé; les bains de mer, plus que les bains de rivière, occasionnent cette surexcitation nerveuse; mais celle-ci se présente aussi après une simple immersion dans une piscine, où l'eau n'est soumise à aucun mouvement.

L'effet perturbateur de l'eau froide est encore très évident dans les cas d'hypérémie cutanée et de syncope qui ont lieu sous l'influence d'un bain froid, chez certains individus dont la santé ne laisse rien à désirer.

Les médecins militaires, qui assistent aux baignades, ont publié quelques observations relatives à ces accidents, et voici comment les choses se passent ordinairement :

Un soldat, après un séjour d'environ 10 minutes dans un bain de rivière, présente une

rougeur intense scarlatiniforme de toute la surface du corps, sans aucun autre malaise. Mais
quelques minutes après la sortie du bain, il est
pris d'une syncope qui parfois se prolonge et se
reproduit deux ou trois fois.

Dans l'un de ces cas (1), la défaillance eut
lieu dans le bain, mais l'on s'en aperçut à
temps. — Comment expliquer cette dilatation
anormale des vaisseaux cutanés et la syncope
consécutive?

Pour nous, elles démontrent l'action essentiellement excitante de l'eau froide ; mais ici,
cette excitation a porté principalement sur la
circulation par l'intermédiaire du système nerveux ; de plus, elle est arrivée à un degré tel,
qu'il en est résulté un épuisement paralytique,
d'où la dilatation générale des capillaires cutanés et l'arrêt consécutif du cœur.

Y aurait-il là une simple action locale de
l'eau froide sur la circulation capillaire? Nous
ne le pensons pas. Car, pour aboutir à une dilatation paralytique si grave, il faut que les centres

—————————————

(1) Tourraine, *Recueil de Mémoires de médecine militaire*, 1874,
p.93.

vaso-moteurs aient été soumis à une vive perturbation.

Dans l'une de ces observations publiées par le docteur Pugibert, on remarque que le sujet avait une extrême répugnance pour les bains froids. Interrogé sous ce rapport, il dit que jamais il ne lui a été possible de prendre des bains à basse température.

Avant d'être soldat, il habitait sur les bords d'une rivière ; il avait, avec ses camarades, bien des fois essayé d'entrer dans l'eau, mais aussitôt il perdait la respiration, éprouvait une forte constriction dans l'estomac et dans le dos, comme si on l'avait serré avec un étau, puis, la tête lui tournait, il ne pouvait plus ni parler ni respirer. Ayant voulu une fois aller plus loin que d'habitude, il était, comme dans le cas présent, devenu tout rouge, puis s'était trouvé mal [1].

On peut encore se convaincre de l'action perturbatrice et excitante des bains froids par le tableau suivant que Rostan a tracé sur les effets

---

(1) Pugibert, *Recueil de Mémoires de médecine militaire*, 1879, p. 202.

immédiats et consécutifs des immersions dans une eau à 5 degrés.

« Pour obtenir des résultats aussi positifs que possible, je me suis plongé, dit-il, dans l'eau à diverses températures. Au commencement du mois de mars, par un temps serein, frais et piquant, le thermomètre étant descendu à 0 degré durant la nuit, après avoir fait une course à pied qui avait procuré le sentiment d'une douce chaleur, mais qui n'avait pas provoqué la sueur, je me suis baigné dans la Seine, dont l'eau était environ à 5 degrés. Aussitôt après mon entrée dans l'eau, je fus saisi d'un froid très vif, marqué par une horripilation générale, d'un tremblement de la mâchoire inférieure, d'une douleur de tête assez forte et d'un engourdissement dans tous les membres. J'exécutai des mouvements qui, au lieu d'être suivis d'une augmentation de la chaleur, semblaient au contraire favoriser sa déperdition en renouvelant l'eau ambiante. Cette eau était déjà renouvelée par son cours ordinaire (circonstance qui doit fixer l'attention des médecins dans l'usage du bain froid), mais ce renouvellement se faisait sans doute d'une manière moins rapide et moins prompte. Quoi qu'il en soit, je ressentais moins le froid en étant immobile qu'en nageant. Au bout de quelques minutes, j'éprouvais une douleur de tête plus forte, une épigastralgie assez violente, des douleurs vives et des courbatures dans tous les membres et dans toutes les articulations; des crampes se déclarèrent; je devins bientôt tellement roide, engourdi et endolori qu'il me fut impossible de rester plus de cinq à six minutes dans l'eau. Au sortir du bain, l'horripilation n'avait pas cessé, la périphérie du corps paraissait diminuée d'étendue, les membres étaient sensiblement plus minces, la peau était couverte de plaques violettes, comme celles que l'on remarque chez les anévrysmatiques, signe non équivoque de la gêne de la circulation intérieure; les yeux étaient caves, le nez effilé, les lèvres violettes, le visage pâle et jaunâtre, les oreilles et le lobe du nez livides, la mâchoire inférieure tremblante, le cœur battait avec assez de force, le pouls était petit, concentré et fréquent, la respiration était accélérée et gênée, un sentiment de déchirement et une op-

pression sensible se faisaient sentir sur le ster-
num, la bouche était amère et pâteuse; l'épigastre toujours douloureux; l'appétit nul, la
soif peu prononcée, les urines pâles et abon-
dantes. La tête continua à être embarrassée, les
mouvements étaient difficiles. Je me trouvai fort
heureux quand je fus essuyé et vêtu.

» Néanmoins plusieurs des phénomènes décrits
persistèrent une partie de la journée, la pesan-
teur de tête, l'inappétence et l'engourdissement
des membres se prolongèrent assez tard; enfin
une réaction puissante s'établit, et dans la nuit
une chaleur âcre et piquante, une agitation vive,
et qui me forçait de souvent changer de place,
se manifestèrent et empêchèrent le sommeil (1). »

Les effets primitifs et consécutifs du bain
froid ne sont sans doute pas aussi excitants chez
tous les individus; mais il suffit qu'ils acquiè-
rent une telle intensité chez un sujet, d'ailleurs
parfaitement sain, pour se convaincre que l'eau
froide n'a par elle-même absolument rien de
sédatif.

(1) Rostan, *Dict. de méd.* Paris, 1833, t. IV, art. BAINS.

Dans le cas que nous venons de citer, les phénomènes d'excitation se prolongèrent jusque dans la nuit, car la réaction puissante dont parle Rostan, n'était encore, en réalité, que de la surexcitabilité nerveuse.

Winternitz, en étudiant les modifications de la sensibilité cutanée, sous l'influence de l'application du froid, a constaté que cette sensibilité se trouvait exaltée. Seulement, cette exaltation des perceptions tactiles varie suivant l'intensité, la durée et l'instantanéité de l'application.

Ses recherches, très précises, ont été faites à l'aide de l'esthésiomètre de Sieveking, suivant la méthode de Weber (1).

Enfin, tous les hydropathes ont dû remarquer que, pendant le cours d'un traitement par l'eau froide, il survenait certains phénomènes à la réunion desquels on a donné le nom de *fièvre de réaction*.

Or, ces phénomènes ne sont autre chose, pour nous, que des symptômes d'éréthisme nerveux

(1) Winternitz, *Die Hydrotherapie auf physiologischer und klinischer Grundlage* (*L'Hydrothérapie étudiée au point de vue physiologique et clinique*). Vienne, 1877, p. 28 et suivantes.

qui font leur apparition sous l'influence de l'action perturbatrice de l'eau froide.

Voici en quoi ils consistent :

« Vers la troisième ou la quatrième semaine du traitement se présente ordinairement un embarras gastrique, accompagné de fièvre et de courbature, avec exacerbation, la plupart du temps, des symptômes prédominants de la maladie.

» Ces malaises ont une durée variable; il est rare qu'ils dépassent cinq à six jours; dans ce cas, la fièvre ne reparaît plus. D'autres fois, cet état fébrile ne se manifeste que pendant vingt-quatre heures seulement, et le plus souvent, alors, les accès récidivent, en laissant entre eux des intervalles variables, et en diminuant chaque fois d'intensité (1). »

Nous devons citer encore comme conséquence de l'excitation que produit l'eau froide, les cas d'urticaire et de furoncles qui se manifestent au bout d'un temps variable chez les sujets soumis au traitement par l'eau froide. Cer-

______

(1) Vidart, *Etudes pratiques sur l'hydrothérapie*, 1851.

tains médecins regardent ces éruptions comme des crises favorables à la guérison ; mais quelle qu'en soit l'importance au point de vue thérapeutique, elles démontrent encore que l'eau froide n'est qu'un excitant.

Dans le mode d'application que nous avons choisi pour démontrer l'action excitante de l'eau froide, nous avons supposé une température d'environ 18 degrés ; mais cette action excitante est encore sensible au delà de 18 degrés et jusqu'à une température de 30 à 32 degrés.

M. Gillebert d'Hercourt, dans un travail publié en 1856, soutient que le bain à une température de 20 à 26 degrés possède des propriétés éminemment sédatives; mais ses recherches concernent particulièrement l'influence du froid sur la circulation capillaire ; et d'après les effets du froid à diverses températures sur les petits vaisseaux (effets que l'auteur a observés au microscope), il a établi les propositions suivantes :

« 1° Le bain froid à 15 degrés, d'une durée de deux à trois minutes, est *excitant*. S'il est prolongé, il amène l'épuisement des forces actives.

2° Le bain de 22 à 26 degrés est directement

sédatif, quelle que soit sa durée. L'effet anti-phlogistique et sédatif direct qu'il détermine n'est pas modifié par la durée du bain, il est seulement accru par elle (1). »

Nous ferons remarquer qu'une eau de 22 à 26 degrés donne encore la sensation du froid, et l'impression qu'elle exerce sur le système nerveux est assez sensible pour donner lieu aux phénomènes réflexes des bains à 18 degrés.

D'ailleurs, si le bain à 26 degrés avait une action sédative directe si appréciable et si rapide, il devrait être des plus efficaces dans le traitement des névroses, et en particulier de l'hystérie et de l'état nerveux. Or, ce n'est pas là le moyen qu'on emploie aujourd'hui pour guérir ces maladies.

Il est vrai que *Pomme* guérissait les affections vaporeuses par les bains tièdes, mais la durée de ces bains était de trois, quatre, huit et dix heures ; ce qui prouve bien que l'effet sédatif n'était pas immédiat.

Nous verrons que les bains tièdes eux-mêmes

(1) Gillebert d'Hercourt, *Effets déterminés par l'application extérieure de l'eau froide. (Gazette médicale* de Lyon, 1855

ont un effet excitant, et nous ne pouvons donc admettre que les bains de 22 à 26 degrés soient doués d'une propriété particulièrement sédative.

« Cependant, pour obtenir un effet sédatif au moyen des immersions, Fleury soutenait qu'il fallait avoir recours à une application *longtemps prolongée* et à *peu près* continue, afin d'éviter la réaction ; mais ces conditions ne modifient en rien l'action excitante, primitive et ultérieure de l'eau froide.

D'autres hydropathes attribuent aux bains de longue durée un effet sédatif, parce que le contact prolongé de l'eau froide produit une diminution de la sensibilité cutanée.

Certainement, la sensibilité des papilles nerveuses de la peau devient plus ou moins obtuse sous l'influence d'une eau plus ou moins froide, mais cette action particulière du froid sur les papilles ne s'étend guère au delà, et elle n'est pas capable d'émousser la sensibilité d'autres parties du système nerveux.

Du reste, si la durée du bain froid était portée trop loin, on n'aurait plus qu'une sidération nerveuse à laquelle on ne doit pas arriver.

De tout ce qui précède, il résulte donc que l'eau froide n'est pas un sédatif direct, mais qu'elle est un excitant, quel que soit le procédé au moyen duquel on l'applique, enveloppements, douches ou immersions, et quelle que soit la durée de l'application.

II

DE LA RÉACTION

L'effet excitant de l'eau froide ne résulte pas des phénomènes de la réaction, mais de la perturbation du système nerveux.

Nous avons déjà indiqué, d'une manière générale, les phénomènes qui constituent la *réaction;* nous devons maintenant envisager celle-ci au point de vue physiologique.

Pour Fleury, ainsi que nous l'avons vu, la *réaction* est le seul agent capable. de produire l'effet excitant de l'eau froide. « C'est au mouvement du sang vers la périphérie, dit-il, qu'est

due l'action thérapeutique du traitement hydrothérapique excitant (1). »

Mais nous allons voir que la réaction n'a nullement cette propriété excitante.

Analysons ce qui se passe avant et pendant
cette période de la réaction :

Il y a d'abord une perturbation des centres
nerveux qui se réfléchit sur divers appareils,
comme nous le savons déjà ; mais cette perturbation ne pouvant durer, il faut que les organes,
un instant troublés dans leur fonctionnement
régulier, reviennent à l'état physiologique normal ; le retour à l'état normal n'a pas lieu immédiatement après la perturbation; car, suivant
les expériences précises du docteur Delmas, la
température, les battements du cœur et la tension artérielle subissent des modifications telles,
que le plus souvent, au bout de deux ou trois
heures après l'application de l'eau froide (surtout
après la douche) elles ne sont pas encore revenues
à leur état primitif.

Ainsi, pendant les trois heures qui suivent

____

(1) *Loc. cit.*, p. 159.

l'application de l'eau froide, le pouls est encore plus lent qu'avant la douche, la température est encore plus basse et la tension artérielle reste encore à un point plus élevé que celui qui a été noté avant la douche (1).

Ce qu'il y a de plus remarquable, c'est que la marche ou un exercice quelconque destiné à favoriser le réchauffement produisent au contraire un abaissement de la température ainsi que Delmas l'a établi par ses expériences, et exprimé de la manière suivante :

« L'exercice qui suit l'application d'une douche froide, lequel est fait dans le but de provoquer un mouvement de réaction organique, ou tout au moins d'aider à son développement spontané, a pour résultat physiologique vrai d'amener un abaissement persistant de la température du corps et une diminution de la vitesse du pouls et de la tension artérielle, c'est-à-dire de produire tout l'inverse de ce qu'on a décrit jusqu'à ce jour (2). »

Le même auteur a fait la remarque suivante :

(1) *Loc. cit.*, p. 70.
(2) *Loc. cit*, p. 64.

« Sous l'influence d'une application d'eau froide, les minimums et maximums de la vitesse du cœur correspondent au minimum et maximum de la tension artérielle ; par conséquent, ils sont dans un rapport inverse de l'état physiologique normal (1). »

Après avoir examiné les phénomènes qui se produisent pendant et après l'application de l'eau froide, on peut en conclure qu'il y a un état intermédiaire, plus ou moins prolongé, entre le moment qui suit l'action perturbatrice de l'eau froide et le moment où les organes troublés dans leur fonctionnement régulier sont rentrés dans leur état physiologique normal.

Par conséquent, la réaction est l'ensemble des phénomènes par lesquels passent les différents organes, notamment l'appareil circulatoire et le sang, pour revenir à leur fonctionnement normal, un instant troublé par l'application de l'eau froide ; en un mot la réaction est le retour à l'état normal, plus ou moins lent, d'un organisme qui vient d'être troublé dans ses fonctions.

(1) *Id.*, p. 66.

On a vu que cette période transitoire peut quelque fois durer trois heures.

On ne peut donc rattacher l'effet excitant du froid à la réaction, ainsi que le voulait Fleury.

C'est la perturbation nerveuse, résultat de l'impression du froid, qui est l'origine de l'excitation. Nous avons déjà insisté sur ce point.

Nous avons vu qu'après la douche, par conséquent après la cessation de l'application réfrigérante, la température diminue et reste encore moins élevée qu'auparavant, pendant un espace de deux à trois heures.

Déjà l'illustre Currie avait signalé cet abaissement de la température *postérieur* à la réfrigération, lorsqu'il se servait des affusions froides, dans le traitement des fièvres continues ou éruptives.

Plus tard, Magendie, (1) fit des expériences physiologiques, qui sont venues démontrer que la température d'un animal plongé dans un milieu réfrigérant baisse encore pendant quelque temps après qu'il a été soustrait au milieu

(1) Magendie, *Leçons faites au collège de France sur la chaleur animale.* (*Union médicale*, 1850.)

froid dans lequel il avait commencé à se refroidir.

Les recherches faites depuis, par d'autres physiologistes, sont venues confirmer ces résultats.

La sensation générale de chaleur, après l'application d'une douche ou l'immersion dans un
bain froid, ne prouve pas que le corps se réchauffe, car nous savons que la température
interne est déjà à ce moment plus basse qu'a-
vant l'expérience.

Lorsque l'on se trouve depuis quelques instants déjà dans un bain froid, le contact de
l'eau ne donne plus la même sensation qu'auparavant ; d'abord l'eau semblait très froide, et
ensuite elle paraît chaude.

On voit que les papilles nerveuses donnent
à peu d'intervalle deux sensations très-diffé-
rentes. La première est pénible et résulte de
l'impression subite du froid, la seconde est
agréable, et prouve que l'action nerveuse des papilles, un instant excitée, s'est ensuite modifiée.

Si, tout en restant dans le bain, il se trouve
qu'une partie du corps n'a pas encore été im-
mergée, celle-ci, plongée dans l'eau, donnera

encore une nouvelle sensation de froid, et ultérieurement une sensation de chaleur plus ou
moins prononcée.

L'expérience suivante, faite par Robert Latour, prouve encore que la sensation de chaleur
n'est pas en rapport avec le degré de température du sang :

« L'auteur plongea son pied, dont la température était à 26 degrés, dans de l'eau à 9 degrés ;
au bout de quinze minutes, la température du
pied était descendue à 13 degrés ; ce pied avait
fortement rougi. Retiré de l'eau et couvert, il
fit monter au bout de dix minutes le thermomètre à 19 degrés seulement, et cependant il
était le siège d'un sentiment de vive brûlure,
dont l'autre pied, indiquant 25 degrés, était
complètement exempt (1). »

(1) Robert Latour, *Comptes-rendus des séances de l'Académie des
sciences*, 1846, p. 99.

III

MÉCANISME DE LA SÉDATION NERVEUSE

L'action sédative, que Fleury et d'autres hydropathes rangent au nombre des effets primitifs, n'est que consécutive, et résulte d'une modification dans les troubles du système nerveux, modification due elle-même à l'action perturbatrice de l'eau froide.

L'eau froide, ainsi que nous l'avons vu, a une action primitivement excitante, et malgré cela elle finit par amener un effet sédatif du côté du système nerveux, en ce sens que les troubles fonctionnels dus à l'état nerveux disparaissent sous son influence.

Il n'est pas de maladie où l'hydrothérapie réussisse aussi bien que dans l'état nerveux, appelé encore nervosisme, névropathie protéiforme, et si l'on veut bien connaître l'action générale de l'eau froide, c'est dans cette affection qu'il faut l'étudier.

Mais cette action sédative n'est pas si facile à obtenir. En effet, l'examen des diverses phases par lesquelles passe un névropathe, exclusivement soumis à un traitement hydrothérapique, démontre que l'eau froide n'est en réalité qu'un agent doué d'une action très-excitante; d'ailleurs, si, sur l'homme sain cette action excitante est déjà manifeste, à plus forte raison l'est-elle aussi chez les sujets névropathiques.

Chez ces derniers, les symptômes nerveux qui caractérisent la maladie augmentent toujours d'intensité et se manifestent avec plus de fréquence, dans les premiers temps du traitement.

Bien plus, des troubles nerveux, jusqu'alors inconnus à ces névropathes, peuvent apparaître dans le cours de ce traitement, et il en résulte que certains malades se refusent à continuer une médication qui, d'après eux, les a rendus encore plus souffrants qu'auparavant.

A quoi donc peut être due cette exacerbation de la maladie, si ce n'est à cette perturbation nerveuse, sur laquelle nous avons insisté? Et combien il est inexact de dire que l'effet primitif des applications extérieures de l'eau froide est une action sédative !

Cependant, au bout d'un laps de temps qui varie principalement avec le degré de la surexcitabilité nerveuse, — il s'agit toujours du nervosisme — les phénomènes d'excitation amenés par le contact de l'eau froide deviennent moins réquents et diminuent d'intensité ; ils finissent même par disparaître et avec eux les symptômes habituels de la maladie, surtout quand le traitement est poursuivi longtemps.

Il s'est donc produit une sédation réelle ; mais cette sédation n'est que consécutive.

Comment expliquer le mécanisme de cette sédation ?

Nous savons déjà que la plupart des hydropathes attribuent l'action sédative de l'eau froide au contact prolongé de l'eau froide avec les papilles nerveuses ; mais nous avons dit que la diminution plus ou moins forte de la sensibilité cutanée n'était pas suffisante pour produire une sédation dans d'autres points du système nerveux. Du reste, l'on guérit généralement le nervosisme au moyen des douches où le con-

tact du froid est de très courte durée, et non
par les immersions ou les enveloppements prolongés.

On pourrait aussi expliquer l'effet sédatif par
la *réaction*, qui suit la première impression du
froid. En effet, à la suite de l'irritation primitive du système nerveux survient une détente,
une espèce d'épuisement, surtout du côté de la
circulation; mais ce relâchement nerveux,
même répété après chaque application froide,
ne nous semble pas devoir expliquer l'origine
de la sédation nerveuse, et, somme toute, c'est
toujours l'excitation qui domine.

Enfin, nous avons vu que la perturbation
causée par l'eau froide avait pour effet de donner naissance à des symptômes nouveaux, en
sorte qu'une névrose, pour ainsi dire différente
de l'ancienne, viendrait s'ajouter à celle-ci. Il
y aurait donc une névrose thérapeutique, une
névrose substitutive, dont la production entraî-
nerait la disparition de la maladie primitive.

Nous n'admettons pas cette manière de voir.

Il y a des cas où ces nouvelles manifestations

nerveuses sont si peu prononcées qu'elles ne peuvent entrer en ligne de compte pour expliquer le mécanisme de la guérison, par une espèce de substitution.

Voici comment nous expliquons la sédation qui a été la conséquence du traitement hydro-thérapique :

A chaque application d'eau froide il y a une impression subite du système nerveux, et par suite une perturbation, sous l'influence de laquelle l'habitude morbide des éléments nerveux est modifiée, et cette perturbation, à force d'être répétée, anéantit la surexcitabilité nerveuse.

C'est ainsi que nous expliquons le mécanisme de la sédation nerveuse, à la suite des applications d'eau froide ; d'autres théories ne nous paraissent pas conformes à l'observation clinique.

Dans les névropathies récentes et d'intensité légère, un traitement d'assez courte durée suffit souvent pour amener la sédation.

Au contraire, dans les formes de nervosisme où les troubles sont anciens, presque continuels, et d'une grande intensité, ce n'est guère qu'à la longue qu'un tel résultat peut être obtenu, car les troubles de l'innervation, en raison de l'habitude morbide, ont sans cesse une tendance opiniâtre à renaître.

Dans cette lutte qui s'établit entre la perturbation produite par l'eau froide et la surexcitabilité nerveuse, cette dernière doit céder, pour faire place à une innervation plus régulière.

D'après cette manière de·voir, l'effet sédatif de l'eau froide n'est que le résultat d'une modification dans la manière d'être actuelle du système nerveux, et parfois il a lieu rapidement.

Jusqu'ici nous avons particulièrement étudié l'influence de l'eau froide sur les manifestations physiques du nervosisme ; mais il est nécessaire d'ajouter que le traitement hydrothérapique modifie aussi avantageusement les manifestations psychiques, qui peuvent accompagner le nervosisme, et surtout le nervosisme cérébral.

Après une douche froide, tout individu bien portant éprouve un bien-être général qu'il ne connaissait pas auparavant ; l'esprit est plus dégagé et porté au contentement. Souvent cet état

agréable du physique et du moral dure toute
la journée et prouve que l'eau froide a donné
lieu à une heureuse modification des fonctions
nerveuses.

Dans le nervosisme cérébral, il y a souvent une
irritabilité morale plus ou moins prononcée,
une impressionnabilité exagérée, et cette dispo-
sition psychique est essentiellement liée aux
symptômes physiques. Or, la perturbation nerveuse produite par l'eau froide, engendre une
modification favorable dans les deux ordres de
manifestations.

Le professeur Moritz Schiff, dans des expériences très curieuses, a démontré que les im-
pressions sensibles, périphériques, sont con-
duites jusqu'aux hémisphères cérébraux, où
elles donnent lieu à une augmentation de chaleur accusée par la pile thermo-dynamique. Il
affirme que cette production de chaleur est
bien réellement le résultat de l'activité propre,
intrinsèque des éléments nerveux (1).

(1) *Recherches sur l'échauffement des nerfs et des centres nerveux
à la suite des excitations sensorielles et sensitives,* par Moritz
Schiff. — Leçons rédigées par L. Levier, (arch. de phys. norm. et
path , 1870. P. 198 et suivantes.)

IV

Ce n'est pas en abaissant la température animale, ni en diminuant l'afflux du sang et l'activité de la circulation centrale et capillaire que l'effet sédatif a lieu.

Nous venons de prouver que l'effet sédatif de l'eau froide résultait de l'action perturbatrice exercée sur le système nerveux. Entre les papilles nerveuses de la peau et les centres nerveux, la transmission de l'impression du froid a lieu par les cordons nerveux, et, par conséquent, le phénomène de la perturbation est engendré d'une manière directe.

Il est donc inexact de faire intervenir la circulation dans la genèse de l'effet sédatif, et de dire, comme Fleury, que l'eau froide exerce une action sédative sur le système nerveux, parce qu'elle abaisse la température animale et qu'elle diminue l'afflux du sang et l'activité de la circulation centrale et capillaire.

En s'exprimant ainsi, Fleury voulait parler

principalement des névroses, telles que l'hystérie, les névralgies, les affections spasmodiques, etc.; mais il nous semble que dans ces maladies, le sang ne joue pas un grand rôle au point de vue pathogénique.

En général, si le système nerveux est plus excitable, c'est dans son état dynamique qu'il faut rechercher la cause de la maladie, et non dans un trouble quelconque de la circulation. Les deux éléments, cellule nerveuse et globule sanguin, ont des fonctions et des propriétés toutes différentes, et si la cellule a besoin du sang pour la nutrition et le fonctionnement, il ne suit pas de là que l'excitabilité morbide de cette cellule, dans les névroses, soit due à une augmentation de l'afflux sanguin. La *qualité* de la cellule nerveuse ne dépend pas de la masse du sang qui l'anime. Nous savons que Schiff a constaté une augmentation de chaleur des centres nerveux, à la suite des excitations périphériques, et il ajoute que l'*altération circulatoire*, toujours plus ou moins liée à ces excitations périphériques, n'est pas la cause productrice de l'échauffement cérébral.

V

Enfin la sédation nerveuse ne résulte pas non plus d'une action tonique.

Quant on voit guérir par l'eau froide une névrose, comme le nervosisme ou l'hystérie, on pense à tort, selon nous, que la disparition des symptômes nerveux a lieu sous l'influence d'une action tonique.

En effet, l'on croit généralement que l'*état nerveux* est dû à une atonie plus ou moins prononcée de l'économie, d'où le nom de *faiblesse irritable*, par lequel on définit quelquefois la nature de la maladie, et l'on a fini par en conclure que l'eau froide devait guérir cette affection par une action tonique.

Mais le plus souvent il n'y a pas de faiblesse; il n'y a que de la surexcitabilité nerveuse, et cette surexcitabilité n'est pas guérie par les toniques, ainsi que l'on peut s'en assurer chaque jour, lorsqu'on proscrit des toniques à l'intérieur.

D'un autre côté, quand, après avoir échoué

avec les toniques, on administre du bromure de potassium, on est loin de se servir d'un médicament reconstituant.

L'amyosthénie, ou faiblesse musculaire, qui se rencontre fréquemment dans l'hystérie et l'état nerveux, est un phénomène essentiellement passager; un jour, elle est très manifeste; le lendemain, elle n'existe plus ; cela dépend de l'état dynamique du système nerveux qui est très variable chez les névropathiques.

Les récentes expériences de métalloscopie démontrent aussi que l'amyosthénie peut disparaître d'un moment à l'autre avec les applications d'un métal déterminé ; or, il n'est pas possible d'admettre que les forces musculaires ont pu augmenter en si peu de temps.

L'effet sédatif ne peut être obtenu que par une modification dans le fonctionnement anormal du système nerveux, et le froid, en guérissant le nervosisme, ne peut y arriver que par son action perturbatrice, et non par un effet tonique.

En résumé, dans toute application générale d'eau froide, il y a deux phases bien distinctes :

1° Une phase pendant laquelle le système nerveux est soumis à une *perturbation* plus ou moins forte, immédiatement après le contact du froid.

Elle est très-courte.

2° Une phase intermédiaire entre la perturbation et le retour à l'état normal ; c'est la période dite de *réaction*.

Elle dure souvent trois heures.

De sorte que l'on doit distinguer trois périodes consécutives, absolument différentes l'une de l'autre.

1° La période qui précède la douche ;

2° La période qui accompagne la première impression de froid ;

3° La période qui suit la perturbation.

CHAPITRE III

Les applications locales d'eau froide, comme les applications générales, ont une action excitante, et cet effet se manifeste non-seulement dans les points où l'eau froide se trouve portée, mais encore sur des organes plus profondément placés, ou même situés à une distance éloignée.

Les phénomènes qui en résultent se développent par le mécanisme des réflexes.

L'impression du froid est encore transmise au système nerveux central ou périphérique, mais on comprend qu'elle soit moins sensible que dans le cas où l'application est générale.

Du côté de la peau, dans le point d'application, il se produit un resserrement des capillaires, auquel succède bientôt la dilatation des parois vasculaires, lorsque le contact du froid est de courte durée.

Cette dilatation consécutive est due à l'épuisement qui suit toujours les irritations excessives du système nerveux.

L'excitation, produite par le contact du froid, s'est réfléchie sur les nerfs vaso-moteurs des capillaires qui se trouvent dans le territoire de la partie où l'eau froide a été appliquée; cette excitation s'est d'abord traduite par le resserrement de ces vaisseaux capillaires, et ensuite par le relâchement des parois vasculaires.

Mais cette dilatation consécutive peut se produire de la même façon, lorsque l'application locale est de longue durée; la première impression du froid une fois passée, les vaisseaux capillaires se dilatent rapidement.

Peut-être y a-t-il là aussi une action toute locale du froid, ainsi qu'on peut le constater expérimentalement en sectionnant les nerfs vaso-moteurs; mais l'action réflexe est en réalité l'élément le plus important dans la production des phénomènes dont nous parlons.

Le froid, en applications locales, peut aussi exercer une action perturbatrice sur des organes plus profonds.

Ainsi, lorsqu'on fait une application froide sur le trajet d'une artère, on détermine, selon Winternitz, un rétrécissement du calibre de ce vaisseau. Ce rétrécissement donne lieu de son côté à une augmentation de la pression intravasculaire, et à une diminution de la quantité de sang qui circule dans les ramifications périphériques de l'artère rétrécie... Cette contraction des parois artérielles que démontrent les modifications subies par le tracé sphygmographique n'est pas due à une action locale du froid qui, à travers les tissus, impressionnerait directement les éléments musculaires du vaisseau.

Le rétrécissement de ce dernier s'opère par le mécanisme des actes réflexes, comme l'a encore démontré Winternitz (1).

L'action perturbatrice des applications locales du froid peut s'étendre sur des organes encore plus éloignés.

(1) Winternitz, 4e leçon, p. 50 à 75.

Ainsi, tout le monde connaît l'influence des bains de pieds froids sur l'écoulement menstruel, qu'ils peuvent arrêter immédiatement.

Dans toute application locale il y a aussi un effet excitant du côté de la circulation centrale, qui se traduit au début par une accélération, et ensuite par une diminution des battements du cœur. C'est le même effet que pour les applications générales.

Dans l'une des expériences de Winternitz l'accélération du pouls fut de six pulsations. Le degré de cette accélération varie d'ailleurs avec l'impressionnabilité du sujet.

Roëhrig, le premier, a remarqué que quand on refroidit fortement l'oreille d'un lapin, le nombre des pulsations augmente au début, pour diminuer ensuite légèrement. Cette action du froid sur la fréquence du pouls cesse de se produire lorsqu'on sectionne préalablement les pneumogastriques de l'animal sur lequel on a expérimenté. D'où Roehrig conclut que l'accélération du pouls, déterminée par une réfrigération locale des téguments, se produit par l'intermédiaire des nerfs vagues qui sont excités par voie réflexe (1).

Chez les individus qui présentent déjà une accélération permanente du pouls (chez les fiévreux, dans le cas de palpitations nerveuses, de maladie de Bassedow) etc., l'application locale et de courte durée du froid, selon Winternitz, détermine d'emblée le ralentissement du pouls. Winternitz a aussi démontré qu'une application partielle d'eau froide sur les extrémités inférieures peut retentir jusque sur les vaisseaux de l'encéphale, dont elle entraîne la contraction violente avec abaissement de la température dans le conduit auditif externe (2).

Le rhythme normal des mouvements respiratoires est aussi troublé. Ainsi la première impression du froid est immédiatement suivie d'une inspiration très profonde et spasmodique, avec spasme de courte durée. Puis les mouvements respiratoires s'accélèrent (3).

Nous avons cité toutes ces expériences pour

(1) Labadie-Lagrave (d'après Roehrig) p. 13 et 14.
(2) Winternitz, p. 142.
(3) Winternitz, p. 132.

prouver que les applications locales de froid, comme les applications générales, ont une action perturbatrice sur le système nerveux, qui se réfléchit de celui-ci sur certains appareils, et en particulier sur la circulation.

Enfin, l'effet excitant des applications froides est encore prouvé par les modifications que peuvent subir le foie et la rate sous leur influence.

L'on sait que des douches localisées sur la région hépatique ou sur la région splénique ont pour résultat de diminuer le volume de l'organe correspondant, surtout dans le cas de congestion ou d'hypertrophie paludéenne.

L'action perturbatrice du système nerveux, provenant de l'impression du froid, retentit par voie réflexe, jusqu'au foie ou à la rate, et excite principalement la circulation de ces organes qui devient plus active. Par suite, les phénomènes de résorption deviennent plus énergiques.

EFFETS DES APPLICATIONS DE GLACE

A l'étude des applications locales d'eau froide, se rattache naturellement celle des applications de glace.

Les applications de glace produisent d'abord un effet excitant général et local, résultat de l'impression du froid.

L'effet primitif est donc le même que pour les applications locales d'eau froide ; seulement il est plus prononcé, particulièrement l'effet local qui se manifeste même par une hyperesthésie plus ou moins vive.

Winternitz a démontré qu'une application de glace sur la colonne cervicale produit une accélération des battements du cœur, suivie bientôt d'un ralentissement si l'application du froid est prolongée. Du côté de la respiration, on remarque, au moment du contact de la glace, un temps d'arrêt caractérisé par une profonde inspiration ; les mouvements respiratoires sont ensuite accélérés (1).

(1) Winternitz, *loc. cit.*, p. 132-133.

L'excitation primitive, par l'impression subite du froid, est donc prouvée par l'accélération de battements du cœur et la profonde inspiration.

Pour ces expériences, Winternitz s'est servi du cardiographe et d'un pneumographe de son invention.

Quant aux effets consécutifs, ils en diffèrent sensiblement.

Si l'application de glace est prolongée, on obtient un effet antiphlogistique local des plus évidents, et bien supérieur à celui que l'on peut produire au moyen des applications locales d'eau froide.

En outre, l'anesthésie est plus ou moins marquée dans le lieu d'application.

Citons une expérience physiologique de Schultze qui prouve que l'action réfrigérante et par suite antiphlogistique de la glace peut s'étendre à des profondeurs plus ou moins grandes.

Il a expérimenté sur des chiens chez lesquels il introduisait un thermomètre dans la cavité abdominale, à des profondeurs variables, en même temps qu'une vessie de glace était appliquée sur l'épigastre ou sur l'un des hypochondres de l'animal. Schultze suivait ensuite la marche de la température, et, une fois l'expérience terminée, il sacrifiait l'animal pour mesurer avec précision la distance qui séparait la boule du thermomètre de la source du froid. Voici les principaux résultats obtenus par cet expérimentateur : Lorsque la boule du thermomètre introduite dans la couche musculaire des parois abdominales était distante de la vessie de glace de 1/2 centimètre, la température, au bout de vingt minutes, ne s'abaissait pas de moins de 10 degrés; pour un éloignement de 2 centimètres, l'abaissement de température était de 2 degrés; pour un éloignement de 6 3/4 centimètres, il était de $0°,2$ à $0°,4$ et de $0°,2$ dans le rectum (1).

Voici maintenant la relation d'une expérience très curieuse pratiquée par Rosenthal, expérience qui démontre clairement ce fait important sur lequel nous ne saurions trop insister,

_____

(1) Labadie-Lagrave, *loc. cit.* p. 27 (d'après Schultze, *Berlin-Klin. Wochenschr*, 1874).

que toute application froide est primitivement excitante et perturbatrice.

Cet auteur a cherché à déterminer l'*influence du froid sur les troncs nerveux*, en faisant sur lui-même des applications de glace (de deux à quatre minutes) sur les nerfs du bras et du pied, particulièrement sur le nerf cubital, et voici ce qu'il a observé :

« Le premier effet de la glace est *une exaltation douloureuse dans les fonctions des fibres nerveuses sensitives;* si l'action de la glace se prolonge, ce premier phénomène disparaît graduellement, et à la fin se produit un engourdissement de l'excitabilité des fibres nerveuses.

» *Les fonctions motrices des muscles* sont affectées par le froid, de telle sorte qu'au début on constate *une augmentation de leur excitabilité,* tandis que si l'on prolonge l'expérience, la réaction des muscles s'affaiblit graduellement, *diminue enfin d'une façon très évidente* et se supprime presque complètement (par suspension de la conductibilité nerveuse).

» Au début de l'expérience, une excitation électrique, qui serait à peine ressentie dans les

conditions normales, détermine déjà des con-
tractions musculaires, tandis que, dans la seconde période, l'excitabilité et la motilité des
muscles sont en voie de disparition. Ces faits
s'observent très bien sur les derniers doigts dans
la réfrigération du nerf cubital.

» *L'influence des applications de glace sur la
température* se manifeste ordinairement, au début de l'expérience, par un abaissement de température de 0°,5 à 1 degré centigrade ; rarement
cet abaissement est précédé d'une légère ascension thermique. *A mesure que la conductibilité
nerveuse est plus profondément troublée, l'abaissement se transforme en une élévation de température.* Outre la paralysie de la motilité, on
constatait aux derniers doigts et à la main des
symptômes d'hypérémie (rougeur, chaleur).
Après qu'on a supprimé la source de froid, il
faut un temps assez long (40-50 minutes) pour
que la température revienne à son degré normal.

» Nous avons vu que, le nerf cubital une fois
paralysé, on observait une *élévation de température dans les derniers doigts* (de 34°,4 à 35°,6);

en même temps la température des autres doigts présentait un abaissement considérable (de 34°4 à 27°,7); l'élévation de la température tient à une action réflexe sur les nerfs vaso-moteurs, et à une augmentation de l'afflux sanguin dans les vaisseaux dilatés : *cette paralysie réflexe des nerfs sympathiques sous l'influence du froid* me semble présenter de grandes analogies avec les symptômes observés par C. Bernard et Budge dans la section du grand sympathique cervical. Là aussi, du côté de la section, la température de l'oreille était augmentée, tandis qu'elle était diminuée dans l'oreille du côté sain (1). »

Weir Mitchell a répété ces expériences et a constaté les mêmes phénomènes.

De plus, il a remarqué que des désordres se manifestent dans la sphère de distribution du nerf, lorsque la réfrigération a été intense; après plusieurs heures ou plusieurs jours il y a encore une hyperesthésie superficielle, de l'engourdissement, des picotements, une perte partielle des propriétés en même temps qu'une légère

____

(1) Rosenthal, *Traité clinique des maladies du système nerveux.* Traduction de Lubanski, Paris, 1877, p. 664.

tuméfaction. Lorsque la réfrigération a été moins intense, il **subsiste** pendant quelques heures un sentiment de malaise et des sensations variées qui échappent à toute discription (1).

Ainsi donc, le froid appliqué sur le trajet d'un nerf mixte, comme le cubital, donne lieu d'abord à de l'exaltation douloureuse et à une suractivité fonctionnelle de ce nerf, puis à l'anesthésie et à la paralysie de ce cordon; enfin, lorsque la glace est enlevée, des symptômes de surexcitabilité morbide se manifestent de nouveau au bout d'un temps variable.

Naturellement ces symptômes qui précèdent et suivent l'anesthésie sont moins évidents lorsque l'application est faite loin des troncs nerveux, mais ils prouvent bien que l'action de la glace est plus complexe qu'on ne le croit, et que l'anesthésie locale n'est pas l'effet *primitif* de l'application réfrigérante.

L'abolition de la sensibilité, au lieu d'application, ne nous paraît pas due à l'anémie locale engendrée par la réfrigération, mais à l'action

(1) Weir Mitchell, *Des lésions des nerfs*, traduit par Dastre, Paris, 1874.

particulière que l'intensité du froid exerce sur les éléments nerveux de la peau.

Il en résulte un engourdissement particulier de l'excitabilité des papilles nerveuses.

Il y a des applications locales d'*eau froide* qui peuvent être sédatives par suite d'une réfrigération · locale, souvent répétée ; telles sont les compresses dites sédatives que nous trouvons décrites dans les ouvrages de Vidart (1) et de Beni-Barde (2).

Mais l'impression première du froid étant toujours excitante, cette action sédative ne vient qu'en deuxième ordre et reste localisée dans la partie qui est en contact avec l'eau froide.

Ces compresses sédatives doivent être très mouillées et renouvelées toutes les cinq minutes, pour éviter la réaction. Malgré cela, il arrive parfois, dit Beni-Barde, que le malade ne peut supporter sans douleur le contact prolongé du froid, il faut alors employer de l'eau à une température plus élevée.

(1) Vidart, *Etudes pratiques sur l'hydrothérapie.* Paris, 1851.
(2) *Loc. cit.*, p. 162.

L'action excitante du froid est donc aussi évidente dans les applications locales.

Est-ce que le système nerveux intervient toujours dans les manifestations de l'effet excitant du froid ? Le plus souvent il en est ainsi.

Mais comme tous les tissus ont leur vitalité propre, indépendante jusqu'à un certain point du système nerveux, les applications du froid peuvent aussi les exciter d'une manière directe.

Lorsque l'excitation a lieu par voie réflexe, tous les centres nerveux d'où partent des nerfs moteurs peuvent agir comme centres réflexes. Ainsi ces centres réflexes peuvent se rencontrer aussi bien dans les ganglions du grand sympathique que dans la substance grise de la moelle et de certaines régions de l'encéphale.

CHAPITRE IV

Action thérapeutique des applications générales de l'eau froide,
considérée à la fois comme agent réfrigérant et comme agent
perturbateur dans les maladies aiguës.

Outre l'action perturbatrice produite sur le
système nerveux par les applications générales
.d'eau froide, il existe aussi, comme on le sait,
une action réfrigérante qui consiste à diminuer
la température du sang.

A cette action réfrigérante se rattache particulièrement le traitement de la fièvre typhoïde
et d'autres affections aiguës, et si nous parlons
ici de l'emploi de l'eau froide dans ces maladies, c'est qu'il faut tenir compte dans cette
médication, non seulement de l'effet réfrigérant, mais encore de l'action perturbatrice.

Currie, qui le premier a posé les bases scientifiques de l'hydrothérapie, avait déjà fait con-

naître l'action perturbatrice de l'eau froide, et avait pensé qu'elle était une des causes qui devaient amener la guérison des fièvres continues ou éruptives.

Voici comment Schedel, dans son *Examen clinique de l'hydrothérapie* (1845), expose les idées de Currie sur ce sujet :

« Currie était loin de considérer la fièvre proprement dite comme une simple accumulation de calorique dans l'économie ; mais ce phénomène formant le symptôme prédominant de ces maladies, sa soustraction atténuant toujours le danger, et faisant même quelquefois rapidement disparaître tout symptôme morbide sans aucune perte de forces pour le malade, ce médecin s'est cru fondé à considérer cette soustraction comme le moyen de traitement le plus heureux.

» Néanmoins, et nous appelons très-particulièrement l'attention sur ce point de doctrine, Currie, tout en considérant cet effet comme étant d'une haute importance pratique, ne borne pas là son action sur le corps humain. Il pense aussi que le choc subit, instantané et violent, imprimé par l'eau froide à l'économie entière, fait cesser un état de spasme morbide du système nerveux, et de celui de l'enveloppe en particulier....

» Currie est fort sobre d'explications. La doctrine de John Hunter lui paraît la plus propre à expliquer les avantages de l'eau froide. Suivant cette doctrine, deux actions morbides ne peuvent pas exister simultanément dans la même constitution, ou dans le même point du corps. C'est ainsi que Currie considère l'action particulière produite sur l'ensemble de l'économie par l'application subite de l'eau froide à la surface du corps, comme incompatible avec l'état morbide préexistant. C'est donc autant à l'action perturbatrice du remède qu'à la soustraction du calorique qu'il attribue ses effets (1). »

De nos jours, Trousseau et Pidoux ont bien signalé cette action perturbatrice, mais ils croient devoir l'unir, soit à une action sédative, soit à une action tonique. Ils s'expriment ainsi :

(1) Schedel, *Examen clinique de l'hydrothérapie.* Paris, 1845. — Introduction.

« Le froid, employé sous la forme d'affusions, agit non seulement comme moyen sédatif, mais aussi comme moyen puissamment perturbateur. De cette manière il peut trouver son indication dans certaines maladies ataxiques, dans certaines fièvres essentielles *cum materiâ*, dans le cours desquelles l'état fébrile, l'harmonie de la fonction pathologique sont suspendus et remplacés par des phénomènes nerveux, tels que le délire, les convulsions, les soubresauts des tendons, etc.....

» S'il a réussi dans quelques cas de fièvres éruptives accompagnées d'accidents ataxiques graves, c'est plutôt comme moyen tonique et perturbateur que comme moyen sédatif (1). »

Néanmoins, la plupart des mémoires qui ont été publiés sur l'emploi de l'eau froide dans la fièvre typhoïde ne signalent que l'action réfrigérante.

Le professeur Peter seul a mentionné l'action perturbatrice qui, d'après lu., serait

(1) Trousseau et Pidoux, *Traité de thérapeutique*, . II, p. 913.

même l'effet prédominant, puisqu'il dit que :
« L'hypothermie est un résultat très indirect de
la médication par les bains froids et dû à des
modifications dynamiques du système nerveux
et de l'appareil circulatoire comme du système
cutané (1). »

M. Peter rejette d'ailleurs l'emploi des bains
froids dans le traitement de la fièvre typhoïde,
justement en raison de cette perturbation nerveuse dont nous avons souvent parlé, et il ajoute
qu'un choc nerveux, même minime, peut deve-
nir périlleux pour un organisme rendu fragile
par la dothiénentérie.

D'autres médecins, au contraire, soutiennent
qu'il n'y a pas de meilleur traitement, parce
qu'ils font dépendre la gravité de la maladie, et
particulièrement les symptômes ataxo-adynamiques de l'élévation de la température. Or,
pour diminuer la température, disent-ils, il n'y
a que l'eau froide.

Mais il y a des cas dans lesquels l'affection
est tellement maligne, que l'eau froide même

____

(1) Peter, *Des bains froids coup sur coup dans la fièvre typhoïde.*
(*Société médicale des hôpitaux*, 1877.)

ne diminue pas la température, ou la diminue très peu.

De plus, il ne suffit pas de diminuer la température pour faire disparaître toujours les symptômes ataxo-adynamiques.

En outre, les fièvres ataxo-adynamiques ne sont pas toujours celles où la température est très élevée, et réciproquement, toutes les fièvres à température très élevée ne sont pas toujours celles qui donnent lieu à des troubles du système nerveux.

Enfin, il peut arriver chez les typhiques ce que l'on observe sur l'homme sain, c'est que les uns peuvent supporter l'effet excitant de l'eau froide, et que les autres ne le peuvent pas.

On a vu, par exemple, des syncopes survenir chez ces malades, sous l'influence des bains froids, et cela n'a rien d'étonnant, puisque nous les avons vus se produire sur les sujets bien portants, après un séjour de dix minutes dans un bain froid. D'ailleurs, chez les malades atteints de fièvre typhoïde, les conditions de résistance du système nerveux ne sont plus les mêmes qu'à l'état normal.

Comme M. Peter, nous dirons que l'hyperthermie n'est pas la cause des accidents nerveux, ni de l'état général grave, et qu'elle n'est qu'un des effets de cet état grave.

Certainement, il y a des cas où les bains froids donnent d'excellents résultats — et il faut ajouter que ces cas sont assez nombreux — mais dans d'autres ils sont nuisibles, à cause de l'action perturbatrice exercée sur le système nerveux et des congestions et inflammations viscérales qui peuvent résulter du refoulement du sang.

Nous ne voulons pas enlever à la réfrigération la part qu'elle mérite dans les guérisons, mais nous ajouterons que, chez les uns, la perturbation nerveuse produite par le froid modifie favorablement certains symptômes qui constituent la gravité de la maladie, et que chez les autres, au contraire, elle n'amène aucun changement efficace; ou bien elle donne lieu à une secousse contre laquelle l'organisme ne peut réagir.

La description suivante qu'a donné le docteur Péchaud, de l'aspect des typhiques à la sortie du bain, démontre que l'eau froide pro-

duit chez eux une action perturbatrice manifeste :

« Lorsqu'on assiste pour la première fois,
aux bains des malades, on est tellement frappé,
qu'on les proscrirait volontiers et à première
vue, si les résultats ultérieurs ne venaient
détruire amplement la mauvaise impression
qu'ils font d'abord. Quoi de plus saisissant, en
effet, que de voir un fébricitant plongé tout à
coup dans une eau dont la température est souvent de plus de la moitié inférieure à la sienne !
Le frisson qu'il éprouve, l'anxiété qu'il ressent,
sont certainement des plus émouvants ; souvent
ce n'est qu'avec peine qu'on le maintiendra
dans de telles conditions. Au sortir du bain, et
lorsqu'il a été remis dans son lit, le malade
reste encore frissonnant quelquefois plus d'une
heure, ainsi que j'ai pu le constater (1). »

L'action réfrigérante sous forme de bains ou
d'affusions, est encore utilisée dans d'autres
maladies aiguës.

Citons en particulier la *scarlatine*, compli-

(1) Péchaud, *Recueil de mémoires de médecine, de chirurgie et
de pharmacie militaires*. Paris, 1874, p. 586.

quée de symptômes ataxo-adynamiques, et la forme cérébrale du rhumatisme articulaire aigu.

Nous ajouterons que dans toutes ces maladies, comme dans la fièvre typhoïde, l'action perturbatrice sur le système nerveux est un effet qu'il ne faut pas oublier de placer à côté de l'action réfrigérante, lorsque l'on cherche à s'expliquer le mode d'action du froid.

Du reste, la réfrigération ou la diminution de la chaleur animale, sous l'influence des applications extérieures d'eau froide, n'est pas un phénomène purement physique.

« En effet, il existe chez les vertébrés supérieurs une puissance régulatrice qui, par des procédés complexes, active ou ralentit les combustions ou la réfrigération suivant les besoins de l'organisme, de façon à maintenir sa chaleur à un degré presque fixe et à le rendre indépendant du monde extérieur (1).

» Chez l'homme sain, un bain froid à la température ordinaire ne fait point baisser la tem-

(1) Hutinel, *Des températures basses centrales*. Paris, 1880, p. 6.

pérature à l'intérieur du corps ; souvent même, le bain fait monter un peu la température intérieure. Aussitôt après le bain, quand se produit une sensation agréable de chaleur, la température intérieure du corps descend un peu. Pendant le bain, le corps lutte contre le refroidissement, et voici comment : d'une part, l'enrayement de la circulation à la surface du corps amoindrit autant que possible l'action de la soustraction de la chaleur ; d'autre part, la chaleur soustraite est restituée par une *suractivité extraordinaire de la production* de chaleur. Si la soustraction de la chaleur est trop forte, si, par exemple, on plonge l'homme dans l'eau glacée, ou si le bain est trop prolongé, alors un homme à l'état de santé peut déjà subir un refroidissement total avant de sortir du bain, et la *régulation* est *vaincue* dans une certaine mesure.

» Le fébricitant a aussi une tendance à maintenir sa température au même degré ; *il défend sa température* anormalement élevée contre le refroidissement par les mêmes moyens que l'homme sain défend sa température normale.

Ainsi, chez un fébricitant, la *production* de chaleur, déjà précédemment accrue, s'élève encore d'une façon extraordinaire par le bain froid, ainsi qu'on le constate par l'évaluation directe de la production de chaleur et par celle de la production d'acide carbonique.

» C'est dans l'existence de la régulation de la chaleur chez les fébricitants que se trouve le principal obstacle qui s'oppose à ce qu'on obtienne un refroidissement suffisant de la température du corps (1). »

C'est Liebermeister qui particulièrement a insisté sur ce fait que la quantité de chaleur produite augmente avec la quantité de chaleur perdue. Mais d'autres physiologistes, tels que Senator, Winternitz et Jürgensen, ont démontré qu'il n'en était rien.

D'après Rosenthal la régularisation de la chaleur dépend des variations dans les pertes de calorique, variations qui sont elles-mêmes sous la dépendance de l'état de contraction ou de dilatation des vaisseaux. Ces pertes se font

(1) Lorain, *Études de médecine clinique*, t. II, p. 544.

surtout par la surface cutanée ; la respiration, l'exhalation aqueuse, ne s'y ajoutent que pour une quantité insignifiante (1).

Frédéricq, se fondant sur ses expériences et sur celles de Pflüger et de ses élèves, dit qu'il existe, entre la moelle allongée et la protubérance annulaire, un centre nerveux qui a pour fonction de régulariser la production de chaleur chez les animaux à température constante.

« Ce centre nerveux, sous l'influence du froid extérieur (probablement par l'intermédiaire des nerfs vaso-moteurs), exagère les phénomènes chimiques de la respiration des tissus et par conséquent la thermo-genèse (2). »

Il nous semble cependant que la masse sanguine, étant elle-même un milieu vivant, doit aussi contribuer pour une certaine part au phéno-mène de la réfrigération, lorsque l'on fait des applications extérieures d'eau froide.

---

(1) Rosenthal, *Dissertation d'entrée à la Faculté de médecine.* — Erlangen, juin 1872, *Compte rendu* in *Revue scientifique*, 1872, p. 592.

(2) Frédéricq, *Revue scientifique*, 15 mai 1880, n° 46.

Du reste, le froid, appliqué à l'extérieur, n'est pas le seul agent qui soit capable de faire baisser la température du corps; car certaines excitations plus ou moins vives de la peau peuvent aussi diminuer la chaleur animale.

Ainsi Mantegazza, en étudiant les effets de la douleur sur l'organisme, a trouvé qu'une forte excitation, telle que le pincement de la peau ou l'électrisation des troncs nerveux chez un lapin, avait pour résultat de diminuer la température. Cette diminution est de 0°,68 à 2°,48, en moyenne de 1°,27.

« L'abaissement de la température se fait sur le champ, mais il n'atteint son maximum que dix à vingt minutes après que la douleur a cessé.

« L'abaissement peut durer une heure et demie et même plus (1). »

Or, nous savons qu'à la suite d'une simple douche d'une demi-minute de durée, la température diminue, après que le sujet s'est rhabillé et qu'il a marché pour se *réchauffer*.

Le froid n'est donc pas, dans ce cas, la seule

____

(1) Mantegazza, *Fisiologia del dolore*. Florence, 1880. (Compte-rendu in *Revue philosophique*, par Charles Richet. Paris, 1880, n° 5.)

cause de la réfrigération, et il faut admettre que
l'excitation subie par le système nerveux, sous
l'influence de l'eau froide, contribue pour une
certaine part à cette réfrigération, aussi bien
que l'ébranlement nerveux produit par une
forte douleur est une cause de l'abaissement de
température.

D'un autre côté, nous devons ajouter que
toute excitation de la peau n'amène pas toujours
une diminution de la température.

En effet, lorsque cette excitation est modérée,
il y a au contraire une augmentation de la chaleur.

« Ainsi l'application d'un sinapisme à la surface de la peau exagère chez le lapin, la production d'acide carbonique et la consommation
de l'oxygène (1). »

Les médecins qui traitent la fièvre typhoïde
par l'eau froide ont bien remarqué cet abaissement progressif de la température qui suit la
sortie du bain, mais ils n'ont pas cherché à s'expliquer la cause de ce phénomène.

---

(1) Frédéricq, *Revue scientifique*. 1880, n° 45.

On dit que le sang qui traverse les capillaires de la peau vient se refroidir ultérieurement au contact de l'air, mais cette raison nous paraît insuffisante.

D'ailleurs, on a aussi employé les bains tièdes dans le traitement de la fièvre typhoïde et on a encore obtenu de cette façon une diminution notable de la température, comme le prouvent les observations de Schutzenberger et de Dujardin Beaumetz.

Il n'est pas douteux, dit ce dernier, que les bains tièdes, c'est-à-dire ceux compris entre 32 degrés et 35 degrés peuvent, comme les bains froids, être un moyen puissant d'abaissement du pouls et de la température (1).

Nous avons dit que d'autres excitations plus ou moins vives de la peau peuvent occasionner un abaissement de la température centrale.

D'après Cl. Bernard, on produit le refroidissement chez les animaux à sang chaud, aussi bien en les enduisant d'une couche de vernis imperméable qu'en les refroidissant directement

______

(1) Dujardin-Beaumetz, *Union médicale*, 1877, p. 266.

dans un milieu réfrigérant. (*Revue des cours scientifiques*, 1871, p.1067.)

Les brûlures qui atteignent une grande partie du corps s'accompagnent d'une diminution plus ou moins forte de la température.

Ainsi, dans une observation de Billroth, le thermomètre descendit à 33 degrés.

Outre les excitations cutanées, certains états morbides, tels que les grands traumastismes, peuvent causer un refroidissement plus ou moins considérable.

Nous avons cru devoir signaler toutes ces causes de refroidissement pour faire voir que le froid en lui-même, n'est pas le seul agent qui puisse amener la réfrigération proprement dite, et que l'ébranlement subi par le système nerveux, même dans les applications extérieures d'eau froide, doit probablement jouer un rôle plus ou moins actif, dans l'abaissement de la tempértaure centrale.

Enfin, l'on sait que certaines substances toxiques ou médicamenteuses, telles que la digitale, la quinine, les antimoniaux, etc., etc., ont le pouvoir de diminuer la chaleur animale.

On a pu remarquer que les recherches des physiologistes sur le froid, concernent particulièrement l'influence de cet agent sur la circulation et la température du sang.

Tout récemment encore, M. le Dr P. Delmas, s'inspirant des effets de l'eau froide sur les circulations centrale et périphérique, a donné, en ces termes, une théorie nouvelle de l'hydrothérapie :

« *La physiologie hydrothérapique et son phénomène ultime et capital, caractérisé par la réaction organique, se résument dans la proportion générale suivante* :

» Un acte organique ayant pour point de départ une impression sensible périphérique, une vibration moléculaire ou atomique, se propageant aux centres nerveux et réfléchie par ces derniers d'une manière distincte et indépendante sur les centres ganglionnaires des circulations centrale et périphérique.

» Les modifications inverses subies par ces deux circulations — modifications aidées ou entravées par un repos ou un exercice quelconque,—ont pour conséquence : premièrement, un abaissement de la température périphérique et une tendance au relèvement de la température centrale ; et secondairement, un abaissement de la température centrale et une élévation de la température périphérique (1). »

Nous avons fait voir et nous montrerons encore que l'action de l'eau froide sur le système nerveux lui-même, possède, au point de vue clinique, une importance bien plus grande, surtout lorsqu'il s'agit du traitement des maladies nerveuses.

(1) P. Delmas. *Physiologie nouvelle de l'hydrothérapie.* Paris, 1880 p. 90-91.

CHAPITRE V

Si, dans les maladies aiguës, l'action réfrigérante et l'action perturbatrice ont toutes les deux une influence marquée, au point de vue des résultats obtenus, il n'en est plus de même dans les maladies chroniques, car, dans ces dernières, l'action réfrigérante ne joue qu'un rôle minime, et c'est l'action perturbatrice seule qui amène les effets thérapeutiques consécutifs.

Les effets principaux de cette perturbation dans les applications générales sont : 1° sédatifs, 2° stimulants, 3° antipériodiques, 4° toniques, 5° hygiéniques.

1° *Effets sédatifs.* — Nous connaissons déjà le mécanisme de la *sédation* nerveuse, et nous savons qu'elle résulte de la perturbation elle-même.

Nous y reviendrons plus loin, en parlant du traitement hydrothérapique de l'état nerveux et de l'hystérie.

2° *Effets stimulants*. — Les effets stimulants sont dûs manifestement à la perturbation, ainsi que nous l'avons vu souvent, en décrivant l'action générale de l'eau froide.

Au point de vue thérapeutique ils trouvent particulièrement leurs indications dans les cas de *paralysies* sans lésion organique.

Ici, le traitement hydrothérapique est employé le plus souvent comme médication auxiliaire, en même temps que l'électricité.

3° *Effets antipériodiques*. — Un des résultats les plus remarquables de l'hydrothérapie est l'action antipériodique qu'elle exerce sur les fièvres intermittentes, ainsi que Fleury l'a prouvé.

Fleury avait posé, comme condition essentielle du traitement, d'administrer la douche un quart d'heure avant le moment présumé de l'invasion de l'accès fébrile qu'il s'agissait de prévenir.

Même en donnant la douche dès le début

du stade algide, dès le premier frisson, il arrivait à couper l'accès, ou du moins à le rendre beaucoup moins intense et plus court (1).

Cet effet antipériodique si rapide ne peut s'expliquer que par une action perturbatrice sur le système nerveux, en vertu de laquelle la tendance morbide de l'organisme est modifiée.

Rappelons aussi que, pendant la période dite de *réaction*, il y a une diminution sensible de la température et du pouls, qui doit contribuer, après l'effet perturbateur, à modifier l'accès fébrile.

Depuis Fleury, d'autres médecins ont eu l'occasion de constater cet effet antipériodique de l'eau froide dans les fièvres intermittentes.

Cependant, d'après les observations de Mosler (2), l'efficacité de l'eau froide est moindre que celle du sulfate de quinine ; et d'après E. Delmas Saint-Hilaire (3), les résultats obtenus dans la cachexie palustre sont loin d'être aussi brillants que ceux annoncés par Fleury (ce der-

---

(1) *Loc. cit.*, p. 490.
(2) Mosler. *Virchow's Archiv für path. anat.*, B. 57, p. 1, 1873.
(3) *Loc. cit.*, p. 182.

nier disait avoir 100 guérisons sur 100 malades).

Quoi qu'il en soit, il existe des cas d'intoxication paludéenne où même la quinine ne produit plus aucun effet salutaire.

Alors, l'hydrothérapie amène souvent des guérisons inespérées.

Nous avons observé un cas semblable, dans lequel la disparition définitive des accès survint après un traitement hydrothérapique régulièrement continué pendant six mois.

Dans l'une des observations de guérison par l'eau froide, citées par Delmas Saint-Hilaire, la cachexie était portée à un tel point, qu'en présence de l'insuccès des diverses médications essayées et de la persistance de la maladie on avait pensé quelque temps à la transfusion du sang (1).

En même temps que l'application générale d'eau froide, on emploie la douche locale sur les régions splénique et hépatique pour obtenir la résolution des engorgements de la rate et du foie.

(1) *Loc. cit.*, p. 187.

4° Effets toniques. — Ils ont pour origine l'excitation générale qu'amène la perturbation. En conséquence, l'action organique des divers systèmes de l'économie se trouve stimulée ; les fonctions d'assimilation et de désassimilation deviennent plus actives, et les forces augmentent d'une manière durable.

5° Effets hygiéniques. — Les effets hygiéniques doivent être envisagés :

1° Chez les adolescents, c'est-à-dire chez les individus qui sont encore en voie de développement ;

2° Chez les adultes.

Chez les premiers, l'excitation générale, que produit l'eau froide, a pour effet de transformer des organismes, qui, sans le secours de l'hydrothérapie, resteraient souvent dans des conditions défavorables au développement.

C'est principalement chez les enfants et les adolescents dont la constitution est molle, lympathique, que l'eau froide donne de bons résultats.

Chez les adultes, au contraire, ce qu'il faut rechercher surtout, c'est une innervation toujours régulière; car, en dehors des autres maladies, c'est là une condition essentielle de la santé.

Ici, l'eau froide a pour effet de prévenir les troubles nerveux si fréquents à cette période de l'existence.

En somme, tous les effets consécutifs de l'eau froide que nous venons d'énumérer résultent de l'action perturbatrice.

CHAPITRE VI

Action thérapeutique de l'eau froide, considérée exclusivement
comme agent perturbateur dans l'état nerveux, l'hystérie, l'hypo-
condrie, etc.

État nerveux.

Pour traiter l'état nerveux, l'on doit généralement recourir à l'eau froide, car les agents thérapeutiques internes, quels qu'ils soient, toniques ou sédatifs, antispasmodiques ou altérants, ne sont d'aucune efficacité dans le nervosisme; ou, si l'on obtient une amélioration par ces moyens, cette amélioration n'est que passagère.

C'est que, dans le nervosisme, il faut une modification profonde du système nerveux pour détruire l'excitabilité anormale qui caractérise la maladie, et cette modification ne peut être obtenue que par l'action perturbatrice de l'eau froide.

Mais lorsqu'on a prescrit l'eau froide dans

l'état nerveux, il faut toujours se rappeler que le froid n'est en réalité qu'un excitant, et non un sédatif direct; et de plus, qu'il guérit par son action perturbatrice, et non par une action tonique.

L'état nerveux est une névrose générale dont le Dr Bouchut (1) a fait une description détaillée, en lui donnant le nom de *nervosisme*.

Dans cette maladie on voit réunis, chez le même sujet, un nombre plus ou moins grand de troubles fonctionnels divers du système nerveux central et périphérique.

Généralement, il arrive que la souffrance affecte un organe plutôt qu'un autre.

De là, diverses formes de la maladie, dont les principales sont les suivantes : la *forme céré- brale*, caractérisée surtout par des vertiges, des douleurs ou des sensations de nature variée dans la tête ; la *forme cardiaque*, par des palpitations ; la *forme spasmodique*, par des étranglements, des étouffements; la *forme gastrique*, par de la gastralgie et de la dyspepsie ; la *forme*

(1) Bouchut, *Du nervosisme*, 2e édition. Paris, 1877.

utérine, par de la dysménorrhée ou de l'amé-
norrhée, etc., etc.

Cependant, l'affection tout en étant ainsi localisée, est souvent accompagnée de troubles nerveux dans différentes parties du corps.

De là encore le nom de *névropathie protéiforme* qui a été donné à l'état nerveux. Mais, plus les symptômes sont nombreux et protéiformes, plus le traitement hydrothérapique sera efficace.

Une guérison radicale ne s'en suivra pas toujours, mais il y aura souvent une amélioration persistante, plus ou moins accentuée.

L'eau froide est-elle bien supportée par tous les névropathes ?

Cette question ne peut-être résolue par l'affirmative, parce qu'il y a des sujets qui ne peuvent parvenir à s'habituer au contact de l'eau froide, ou qui, du moins, ne veulent pas continuer le traitement, et traverser la période pendant laquelle la perturbation nerveuse est des plus vives.

Quelques-uns d'entre eux arriveraient à une amélioration certaine, s'ils persistaient dans le traitement ; quant aux autres, peu nombreux, il est vrai, l'eau froide ne peut leur convenir, à cause de la surexcitation qu'elle imprime au système nerveux.

Il existe, d'ailleurs, des sujets tellement impressionnables, que même l'eau chaude ne leur convient pas.

Ils éprouvent des suffocations et divers malaises, quand ils se trouvent dans un bain chaud, et ces phénomènes nerveux se répètent invariablement à chaque bain.

Au point de vue physiologique le froid et la chaleur sont donc deux éléments doués d'une même action, c'est-à-dire d'une action *excitante*.

Mais entre ces deux extrêmes il y a diverses températures que l'on peut approprier à ces constitutions particulièrement excitables.

L'état nerveux étant une des maladies les plus répandues, aussi bien dans le sexe masculin que dans le sexe féminin, le médecin se trouvera presque chaque jour dans le cas de prescrire l'eau froide, et il est donc nécessaire qu'il indique quel est le procédé hydriatique à employer de préférence dans cette affection, toutes les espèces d'applications froides n'ayant pas la même influence.

Il faut préciser la température de l'eau froide, le mode d'application de l'eau et la durée de cette application ; connaître les modifications à apporter dans le traitement, lorsque l'eau froide est mal supportée, etc.

Ces diverses indications seront exposées à la fin de ce travail.

Le nervosisme, lorsqu'il n'est pas une maladie essentielle, peut être symptomatique d'une affection utérine, telle qu'une ulcération du col. Dans ce cas, le traitement par l'eau froide est une médication auxiliaire des plus efficaces et consolide la guérison, lorsque les traitements locaux ont fait disparaître la lésion utérine.

L'eau froide donne aussi de nombreuses guérisons dans la *chlorose* et l'*anémie*.

Mais, beaucoup de cas supposés de chlorose et d'anémie ne sont en réalité, pour nous, que de l'état nerveux pur et simple, sans altération du sang.

Chlorose.

Il y a bien des cas de nervosisme simple que l'on prend pour de la chlorose, parce qu'il est d'usage de rapporter presque toujours un ensemble de symptômes nerveux, vagues et indéterminés, à l'altération du sang qui caractérise la chlorose.

Or, nous avons déjà insisté sur ce fait, que l'origine de la plupart des névroses doit être recherchée dans un trouble dynamique du système nerveux, et non dans une modification de la composition du sang.

Tous les praticiens savent qu'il y a un grand nombre de chlorotiques chez lesquelles le fer n'apporte aucune amélioration, et se trouve même être nuisible.

Alors, l'on voit souvent l'hydrothérapie amener une guérison que le fer était impuissant à produire.

Dans la chlorose, l'altération du sang doit, du reste, être placée au second plan, ainsi que le voulait Trousseau (1).

(1) Trousseau. *Clin. méd.*, 4ᵉ édit., t. III, p. 514.

Il peut arriver, en effet, que le fer n'ait aucune influence sur les symptômes névropathiques de la chlorose, tout en exerçant une modification heureuse du côté des globules.

Dans ces cas, l'hydrothérapie est utile pour compléter la guérison.

Anémie.

Pour la même raison on confond souvent l'état nerveux avec l'anémie.

On croit qu'il y a une altération qualitative ou quantitative du sang, là où il n'y a généralement que de la névropathie, et l'on prescrit, en conséquence, des préparations ferrugineuses et des toniques dont l'emploi est inutile lorsqu'il s'agit de cette dernière maladie.

Pour nous, l'anémie essentielle, en dehors de la chlorose vraie, n'est pas une maladie que l'on rencontre fréquemment.

Celle qui est due à une perte de sang plus ou moins abondante, guérit rapidement, sans l'intermédiaire des préparations ferrugineuses, par une nourriture réparatrice.

Il en est de même de celle qui est consécutive

aux maladies aigües. La pâleur des téguments n'est pas toujours un signe d'anémie, et elle se voit aussi bien dans le nervosisme.

Quant aux autres espèces d'anémies, elles sont presque toujours secondaires et occasionnées par des maladies diathésiques, toxiques, ou cachectiques; mais si l'on y constate une diminution de l'hémoglobine et de la quantité des globules sanguins, cela ne prouve pas que les accidents névropathiques concomitants soient toujours dus à l'altération du sang.

Enfin, pour ce qui est des anémies *dites* locales, telles que l'anémie cérébrale, leur existence nous paraît douteuse.

Ce que l'on décrit comme anémie cérébrale n'est, pour nous, que la forme cérébrale du nervosisme, due essentiellement à l'excitabilité morbide du cerveau, et non à des troubles circulatoires locaux.

Bien entendu, nous ne parlons pas ici des embolies ni des thromboses.

L'eau froide est encore employée dans l'*hystérie*, l'*hypochondrie*, certaines *névralgies*, la *chorée*, les *vertiges*, les *palpitations* nerveuses et d'autres névroses.

Examinons les résultats qu'elle donne généralement dans ces affections.

Hystérie.

On divise cette maladie en hystérie convulsive et hystérie non convulsive :

La première est spéciale au sexe féminin et doit être séparée du nervosisme ; la seconde n'est en réalité que de l'état nerveux plus ou moins prononcé et se rencontre aussi bien chez l'homme que chez la femme.

Cette distinction est importante, surtout sous le rapport de la thérapeutique, car si l'hydrothérapie réussit le plus souvent dans l'hystérie non convulsive, elle est moins efficace dans le cas où les convulsions caractérisent la maladie. L'excitabilité nerveuse étant très vive dans cette dernière forme, on comprend que l'eau froide y soit moins bien supportée.

Il faut reconnaître qu'un certain nombre d'hystériques ne peuvent, en effet, tolérer le contact du froid, et que l'application la plus mitigée d'eau froide ne fait qu'augmenter la surexcitabilité nerveuse ; malgré les plus grandes précautions et malgré toute la patience nécessaire, elles ne peuvent arriver à s'habituer à l'eau froide.

Chez les hystériques l'intolérance pour le froid peut être encore plus grande que chez les névropathes ordinaires.

Où donc est cette propriété sédative de l'eau froide, sur laquelle insistent si souvent les auteurs classiques ?

Mais pour les hystériques, comme pour les névropathes, il n'est pas nécessaire que l'eau soit à une basse température, pour arriver à un résultat favorable.

Paralysie hystérique. — De ce que la paralysie est un symptôme d'asthénie, il ne suit pas de là que les effets excitants de l'eau froide doivent faire disparaître rapidement les paralysies hystériques.

La perturbation que produit l'eau froide peut augmenter la surexcitabilité nerveuse chez les hystériques qui ont de la paralysie, et n'avoir aucune influence sur la paralysie elle-même.

De là, l'indication d'agir, pour les paralysies

hystériques, avec autant de ménagements que pour les hystéries sans paralysie, lorsque l'on se sert de l'eau froide comme moyen curatif.

Mais il n'est pas rare d'obtenir, avec l'eau froide, des guérisons d'hystéries dans lesquelles d'autres médications ont déjà été inutilement employées.

En effet, l'on ne peut prévoir les dispositions organiques de chaque individu, les idiosyncrasies, et si, chez les uns, la perturbation nerveuse est nuisible, chez d'autres, elle donne des résultats favorables, souvent inattendus. Parfois même, la modification nerveuse s'obtient en très peu de temps, comme le prouve l'observation suivante, publiée en 1874 par le Dr Marchal (1).

Hystérie; hémiplégie hystérique; pseudo-coxalgie. Traitement hydrothérapique; guérison rapide; par le docteur Charles MARCHAL, membre correspondant de la Société d'hydrologie médicale de Paris, etc.

Mlle Marie M..., de Frisange (grand-duché de Luxembourg), est âgée de 19 ans ; elle a été réglée

(1) *Union médicale,* n° 116. 1874.

à 10 ans et a toujours joui d'une excellente santé.
Pendant les deux premières années, la menstruation
a été régulière. Depuis, sans que la moindre altération se soit manifestée dans la santé générale, une
grande irrégularité s'est produite dans l'apparition
du flux cataménial; les règles étaient tantôt en
avance, tantôt en retard; toutefois l'écoulement sanguin se faisait toujours dans des proportions conve-
nables. Depuis cinq mois elles ont été complètement
supprimées.

Il y a cinq mois, pendant son époque menstruelle,
cette jeune fille fut en proie à la plus violente émotion. Immédiatement, et sans le moindre prodrome,
elle fut prise d'une attaque de nerfs des plus intenses : perte de connaissance; cris aigus et plain-
tifs; grincements des dents; convulsions générales,
d'une intensité telle que deux personnes vigoureuses
pouvaient à peine la tenir sur son lit. Dans ses mouvements désordonnés, la malade portait souvent la
main à sa tête et s'arrachait les cheveux, au cou et
à l'estomac, et se déchirait la peau de ces régions.
Cette crise éclata à sept heures du soir, et dura pour
ainsi dire huit jours consécutifs; les attaques étaient
continuelles, et c'est à peine s'il y avait quelques
courts intervalles d'un calme relatif.

Depuis cette époque, il y a eu tous les jours, con-
stamment et invariablement, une crise semblable,
commençant à sept heures du soir et se prolongeant

jusqu’à dix heures, c’est-à-dire ayant une durée de trois heures.

Chaque attaque est précédée d’une douleur assez vive qui, commençant par le pied droit, s’étend rapidement à toute la jambe et au membre supérieur correspondant; de là elle gagne la région épigastrique, puis le col, où elle produit une sensation épouvantable d’étranglement. Pendant les attaques, la perte de connaissance est complète; les membres s’agitent et se tordent d’une façon désordonnée; le tronc est projeté dans tous les sens et par saccades brusques, et, au milieu de ce désordre, on remarque des mouvements de projection du bassin en avant. La respiration est gênée; les mouvements respiratoires sont accélérés; le cou se tuméfie; il n’y a jamais d’écume à la bouche; pas de coloration de la face qui, au contraire, reste assez pâle. La fin de l’attaque se signale toujours par une émission abondante d’une urine très claire, et tout à fait incolore. La malade revient à elle-même sans présenter cet obscurcissement de la mémoire ni cet état de stupeur qui succèdent aux attaques du mal comitial.

Depuis le début de la maladie, l’appétit est insignifiant, capricieux, fantasque et ne se révèle que pour les choses acides ou acidulées. La digestion est laborieuse, pénible et accompagnée d’un dégagement considérable de gaz, de renvois abondants et inodores ; souvent aussi les repas sont suivis de vomissements alimentaires.

Mais ce que l'état de cette jeune fille présente surtout de particulièrement remarquable, ce sont les troubles de la motilité et de la sensibilité qui se sont manifestés dès le début des crises nerveuses, qui ont persisté jusqu'aujourd'hui avec le même caractère et la même intensité et dont nous nous occuperons plus loin.

Mlle M... a reçu les soins de différents médecins qui, entre autres prescriptions, ont administré le sulfate de quinine, le quinquina, le fer, le valérianate de zinc, les pilules de Méglin, le bromure de potassium, etc. Mais toutes ces médications sont restées sans résultats. C'est alors qu'elle vient me consulter et je constate l'état suivant :

15 juin 1874. — Mlle M... est d'une constitution forte et vigoureuse : d'un tempérament lymphatico-sanguin ; ses cheveux sont noirs. D'un caractère doux et tranquille, elle n'a jamais été impressionnable. Elle a toujours eu un embonpoint remarquable ; mais, depuis qu'elle est malade, elle a considérablement maigri. Ses parents vivent encore ; ils jouissent de la meilleure santé, et n'ont jamais présenté, non plus qu'aucun autre membre de leur famille, de symptômes hystériques ou névropathiques.

On constate tous les signes d'une chlorose des

plus prononcées : teint pâle ; peau jaunâtre, sèche ; muqueuses palpébrales et gingivales décolorées ; mollesse et flaccidité des chairs ; bruits de souffle à double courant dans les vaisseaux du cou ; souffle doux et moelleux au premier temps à la base du cœur ; palpitation et essoufflement au moindre effort.

Troubles digestifs : *ut suprà*.

Ce qui frappe surtout dans la situation de la malade, ce sont, ainsi que nous l'avons dit, les troubles nerveux que l'on observe dans la moitié latérale droite du corps et qui se rattachent au chef de l'anesthésie, de l'hyperesthésie et de la paralysie du mouvement. Il existe une diminution notable de la sensibilité générale et tactile aux membres supérieur et inférieur. Une particularité à noter, c'est l'absence de toute sensation pénible d'élancements, de fourmillements, etc. A la face, la sensibilité est intacte ; il en est de même des muqueuses oculaires, nasales, bucco-pharyngiennes, qui n'offrent pas le moindre symptôme d'anesthésie ni d'hyperesthésie. Au sommet de la tête existe un point douloureux très circonscrit (clou hystérique). Cette douleur s'exaspère par la pression.

Les troubles de la motilité que l'on observe dans la moitié du corps sont de deux ordres et sont extrêmement remarquables. Tout ce côté est frappé d'une paralysie incomplète, il est vrai, mais très prononcée. La faiblesse musculaire est telle qu'elle permet à peine à l'usage du membre thoracique et que, jointe dans le membre inférieur à la contracture des pelvi-trochantériens, elle rend la marche presque impossible.

L'attitude de notre malade est absolument celle d'une personne atteinte d'une coxalgie avec luxation spontanée. Elle marche péniblement en s'appuyant sur la pointe du pied droit, qui est tournée en dedans, et dont le talon est fortement relevé. La hanche, du côté correspondant, a subi également un mouvement d'ascension, et la région lombaire est fortement cambrée.

Si l'on procède à l'examen local, voici ce que l'on observe : flexion de la cuisse très-prononcée ; raccourcissement apparent du membre, qui atteint environ 5 centimètres. Adduction et rotation du membre en dedans, de telle sorte que la crête du tibia est presque devenue interne, et que la pointe du pied, ainsi que nous l'avons dit, est tournée en dedans et en bas.

Le bassin est fortement relevé du côté malade ; l'épine iliaque antéro-supérieure est projetée en avant. Cette ascension du bassin, jointe à la cambrure de la région lombaire, à la rotation du membre en dedans, fait naître immédiatement l'idée d'une coxalgie ; ce qui prête encore plus à l'illusion c'est que le genou correspondant est douloureux, et

qu'en exerçant une pression sur le grand trochanter
et sur le milieu du pli de l'aine, on détermine une
douleur assez vive. Il n'en est rien cependant; il
n'y a pas de coxalgie, et il est facile de se convaincre
que le raccourcissement n'est qu'apparent, que l'articulation est tout simplement immobilisée par la
contracture des muscles pelvi-trochantériens. En
effet, si on détourne l'attention de la malade, on
peut, avec des efforts modérés et en procédant avec
lenteur, redresser tout le membre inférieur, impri-
mer des mouvements à l'articulation coxo-fémorale
et fléchir la cuisse sur le bassin. Dès que le membre
est redressé, la malade peut se tenir droite en s'appuyant sur deux aides. Je veux alors la faire marcher; mais, dès qu'elle essaye de se mettre en mouvement, le membre reprend son attitude vicieuse.

Le muscle orbiculaire des paupières du côté
droit est énergiquement contracturé, et c'est à
peine si l'on aperçoit la fente palpébrale. Avec des
efforts modérés, on arrive toutefois à vaincre la
résistance et à découvrir le globe oculaire. On
constate alors qu'il existe une photophobie des
plus intenses : telle est l'hyperesthésie des nerfs
ciliaires que, dès qu'on parvient à entr'ouvrir
les paupières, l'œil se retourne convulsivement et
la pupille fuit sous la paupière supérieure. Je puis
toutefois constater un rétrécissement marqué de
l'ouverture pupillaire.

Je prescris un traitement hydrothérapique complet, et le 15 juin, à sept heures et demie du matin, j'administre une première douche, en jet mitigé, sur toute la surface du corps, mais particulièrement dirigée sur les parties lésées. Cette douche a une durée de vingt-cinq secondes; elle est parfaitement supportée.

Une demi-heure après, quand, soutenue par ses parents, la malade a pu marcher de façon à favoriser la réaction, elle vient me trouver dans mon cabinet et m'annonce qu'elle va mieux, qu'elle se sent plus forte et qu'elle marche mieux. Inutile de dire que je n'accueille cette nouvelle qu'avec doute et sous bénéfice d'inventaire ; cependant je dois me rendre bien vite à l'évidence, et je constate, en effet, que l'amélioration, quoique légère, est néanmoins réelle.

Mlle M... se tient plus droite; la jambe est moins fléchie et le pied moins tourné en dedans et en bas. Elle peut faire exécuter des mouvements à l'articulation coxo-fémorale, fléchir et étendre la cuisse, mais incomplètement. Je fais constater cette amélioration à MM. Daga et Legendre, qui ont vu la malade à son arrivée. En présence de ces deux confrères, je redresse le membre avec la plus grande facilité, et la malade, appuyée sur mon bras, marche et fait le pas aussi normalement que possible, mais avec lenteur et avec hésitation, comme un enfant qui, pour la première fois, s'abandonne tout seul.

La contracture de la paupière a persisté, et l'œil est resté fermé ; mais, voulant faire voir à MM. Legendre et Daga combien est intense l'hyperesthésie des nerfs ciliaires ou l'horreur de la lumière, j'écarte les paupières avec la plus grande facilité, et quel n'est pas notre étonnement en constatant que la photophobie a complètement disparu, que l'impression de la lumière est parfaitement supportée, et, qu'en outre, il n'y a ni anesthésie ni hyperesthésie de la rétine, que la vision est nette et normale. Bien plus, l'œil reste ouvert, et la malade fait mouvoir les paupières et le globe oculaire avec la plus grande facilité.

A quatre heures du soir, une seconde douche est administrée à peu près dans les mêmes conditions que celle du matin. Immédiatement l'amélioration est plus prononcée encore, et la jeune fille marche lentement, il est vrai, mais facilement et sans appui.

19 juin. — Les règles ont paru dans la nuit du 15 au 16 et ont duré jusqu'aujourd'hui. Rappelons qu'elles étaient supprimées complètement depuis cinq mois.

Pendant la durée de cette époque menstruelle, la malade, qui habite un village situé à 10 kilomètres de l'établissement hydrothérapique de Mondorf, est restée chez elle, croyant qu'elle devait interrompre le traitement pendant toute la durée de la période cataméniale. Elle est revenue aujourd'hui, et nous sommes heureux de constater qu'il reste à peine des vestiges des troubles de la motilité et de la sensibilité que nous avions observés. Elle marche facilement, sans la moindre claudication ; elle fait d'assez longues promenades sans gêne et sans fatigue.

Mais, ce qui est également bien remarquable, et particulièrement à noter, c'est qu'elle n'a pas eu la moindre crise hystérique ni le moindre symptôme d'hytéricisme depuis l'administration des deux premières douches ; et cependant pas un seul jour ne s'était passé depuis cinq mois, sans qu'elle eût tous les soirs une violente attaque de nerfs, dont la durée était toujours et invariablement de trois heures. La seule trace qui soit restée de sa névrose, c'est le point douloureux du sommet de la tête, et encore la douleur a-t-elle sensiblement diminué.

Prescription : Douches en pluie et en jet ; trois verres d'eau minérale de Mondorf.

26 juin. — État extrêmement satisfaisant sous tous les rapports. Il ne reste pas la moindre trace de troubles de la sensibilité ni de la motilité. L'appétit est revenu, Mlle M... mange avec plaisir toute espèce d'aliments ; la digestion se fait beaucoup mieux. Le sommeil est très bon. La gaieté a remplacé la tristesse et la taciturnité qu'avait engen-

drées la maladie. La peau n'est plus blafarde, et elle commence à se colorer légèrement. Les palpitations du cœur et l'essoufflement sont moindres. Avant-hier une légère douleur s'est manifestée au pli du coude et a duré jusqu'à cette nuit. Hier matin un écoulement sanguin s'est effectué par la vulve, et la malade a cru à une réapparition des règles. Cet écoulement, très modéré du reste, n'a duré que quelques heures.

Le traitement hydrothérapique est continué pendant un mois; alors la guérison est complète sous tous les rapports; l'intégrité des fonctions digestives est parfaite; pas le moindre symptôme névropathique ne s'est manifesté depuis le début de la cure. Les symptômes de la chlorose ont disparu; la malade a repris de l'embonpoint; les forces sont revenues à l'état normal; en un mot, Mlle M... a recouvré tous les attributs d'une santé parfaite.

M. Marchal fait suivre cette observation des réflexions suivantes :

« Cette observation nous a paru remarquable à plus d'un titre. Évidemment ce qui frappe surtout l'esprit, c'est la guérison soudaine d'une série d'accidents hystériques les plus graves; mais, au point de vue pathogénique, ce fait mérite aussi de fixer l'attention des pathologistes. Nous voyons, en effet, une hystérie avec ses manifestations les plus compliquées et les plus intenses éclater brusquement chez une jeune fille qui, sous le rapport du tempérament, des antécédents, n'offrait pas la moindre prédisposition à une névropathie hystérique : c'est une grosse et forte fille de la campagne, nullement nerveuse, nullement impressionnable, présentant tous les attributs du tempérament sanguin et lymphatique. Lors de la première attaque, elle jouissait d'une santé parfaite ; elle avait beaucoup d'embonpoint, un teint coloré, de la vigueur et de l'énergie ; elle n'était nullement chlorotique, elle ne l'est devenue que plus tard. Rien en elle ne rappelait le moindre trait de ce qu'on est convenu d'appeler le tempérament hystérique ; et cependant il suffit d'une vive émotion pour développer brusquement chez elle une névropathie hystérique, caractérisée par les plus violentes attaques et les troubles les plus sérieux de la sensibilité et de la motilité.

» Je n'étonnerai personne en disant que notre malade a été considérée par plusieurs confrères comme atteinte d'une lésion organique de l'articulation coxo-fémorale. Tout était réuni, en effet, pour donner le change sur la nature de la maladie. Non-seulement l'attitude de cette jeune fille était absolument celle d'une personne atteinte de coxalgie, mais, de plus, comme dans cette dernière affection, le genou était douloureux aussi bien que l'articulation intéressée. Ce qui m'a fait immédiatement soupçonner une pseudo-coxalgie, avant l'examen sérieux des parties, c'est la coexistence d'une semiparalysie de la plupart des muscles du côté droit du corps et de la contracture de l'orbiculaire des paupières du même côté, coexistence bizarre qui ne s'observe guère que dans l'hystérie, cette affection où, comme le dit Noël Gueneau de Mussy, la règle est l'irrégularité. Je me suis tout de suite demandé si cette déformation ne pouvait pas être attribuée à une contracture des muscles pelvi-trochantériens; c'est effectivement ce qui existait. En détournant vivement l'attention de la malade, je pus, avec des efforts modérés, rendre au membre déformé son attitude normale ; mais, dès qu'on cessait de le maintenir et qu'on voulait lui faire exécuter des mouvements, il reprenait immédiatement son attitude vicieuse. D'ailleurs, s'il avait pu exister encore du doute sur la nature de l'affection, le traitement hydrothérapique serait venu servir de pierre de touche, car il n'est pas de médication aussi rapidement efficace pour combattre les troubles de la sensibilité et de la contractilité que l'on observe chez les hystériques. J'avoue cependant qu'il ne pouvait me venir à l'esprit que les résultats seraient aussi rapides et aussi complets. Malgré toute la puissance de l'hydrothérapie pour régulariser les fonctions de circulation capillaire et d'innervation générales, il faut avouer qu'il y a dans ce fait quelque chose d'insolite qu'il serait difficile d'expliquer. Quoi qu'il en soit, je doute que toute autre médication ait pu produire des résultats aussi extraordinaires.

» Qu'on remarque bien qu'il ne s'agit pas seulement de la guérison rapide des lésions du mouvement et du sentiment, mais que tous les troubles fonctionnels ont disparu pour ainsi dire dès le premier jour du traitement. Ainsi les menstrues, qui étaient supprimées depuis cinq mois, se rétablissent dès la première nuit ; les fonctions gastro-intestinales recouvrent rapidement leur intégrité ; l'appétit revient ; les digestions deviennent faciles, et, dès lors, la malade peut faire usage d'une alimentation reconstituante, grâce à laquelle tous les symptômes chloro-anémiques s'amendent rapidement. Pas la moindre manifestation hystérique ou hystériforme n'apparaît, et nous avons vu que depuis cinq mois pas un seul jour ne s'était passé sans qu'il se produisît une attaque de nerfs des plus violentes. Enfin, au bout d'un mois de traitement, tout était rentré dans l'ordre, et la malade jouissait d'une santé florissante. »

Il est remarquable que l'hystérie ait complètement disparu après la deuxième douche, mais

M. Marchal, en cherchant à s'expliquer le mécanisme d'une guérison aussi rapide, n'a pas songé
à la perturbation nerveuse occasionnée par l'eau
froide ; or, cette perturbation est, pour nous, la
seule cause de la disparition de la maladie.

C'est avec intention que nous avons reproduit cette observation intéressante , car elle
vient confirmer nos idées sur l'action particulière que l'eau froide exerce sur le système nerveux.

A part le point douloureux du sommet de la
tête, il n'y a pas eu d'autres symptômes d'excitation pendant le traitement hydrothérapique.
C'est que la perturbation amenée par l'eau
froide a immédiatement modifié le fonctionnement anormal du système nerveux.

Elle a eu le même effet qu'une vive frayeur
qui peut quelquefois faire disparaître des paralysies hystériques.

La seule différence est que, dans ce dernier
cas, l'impression de la frayeur est d'origine
psychique, au lieu que, dans le contact du froid,
l'impression centrale est produite par un agent
physique.

Mais les effets consécutifs de cette perturbation ne sont pas semblables chez tous les sujets ; ainsi, la modification favorable que l'eau froide a donnée chez le malade du Dr Marchal, n'aurait peut-être pas été obtenue chez une autre personne du même âge, du même tempérament, et atteinte d'une affection identique.

Nous ferons remarquer que les effets de la perturbation ne sont pas aussi différents qu'on pourrait le croire chez les individus sains et chez les individus névropathiques.

Chez les premiers, la perturbation occasionnée par l'eau froide, modifie momentanément le fonctionnement normal du système nerveux, en donnant lieu aux phénomènes déjà connus du frisson, de la chair de poule, etc.

Chez les névropathes, la perturbation modifie aussi le fonctionnement du système nerveux, mais elle a en même temps une influence sur les symptômes morbides qui caractérisent la névrose.

Hypochondrie.

Ce qu'on appelle de l'hypochondrie n'est généralement que de l'état nerveux.

Les symptômes de la première maladie sont les mêmes que ceux de la seconde, et nous ne pouvons admettre que les souffrances soient imaginaires, ou que les malades exagèrent l'importance de ces souffrances.

Naturellement, nous séparons l'hypochondrie de la nosomanie qui n'est qu'une forme de l'aliénation mentale.

L'hypochondrie, au même titre que l'état nerveux, doit être traitée par l'hydrothérapie, qui est généralement la seule médication capable d'amener des résultats favorables.

Névralgies.

Au point de vue du traitement à employer, il est bon de diviser les névralgies en névralgies simples, et névralgies symptomatiques d'un état nerveux général.

Dans les premières, la maladie est localisée dans le nerf ou dans le plexus qui est le siège de la douleur, et n'est pas accompagnée d'un état névropathique général.

Pour le traitement de ces névralgies, telles que la gastralgie ou la névralgie faciale, on a recours d'abord à des moyens locaux, capables de juguler la douleur ; mais, lorsque toutes les médications internes et externes ont échoué, il est fréquent de voir l'eau froide guérir la maladie.

Pour d'autres névralgies simples, comme la sciatique, l'eau froide est moins employée, et l'électricité par les courants continus, ou encore les douches écossaises, sont d'excellents moyens pour faire disparaître la douleur, lorsque d'autres médications locales n'ont pas réussi.

Malgré cela, Fleury a vu souvent des guérisons de sciatique à la suite d'un traitement par l'eau froide. Quelquefois même, deux ou trois douches suffisaient, et ces guérisons si rapides ne peuvent s'expliquer que par une action perturbatrice.

Pour la deuxième classe de névralgies, c'est-à-dire pour celles qui sont symptomatiques du nervosisme, l'emploi de l'eau froide est naturellement indiqué, car il est nécessaire de modifier l'ensemble du système nerveux pour obtenir une guérison durable.

Enfin il existe des névralgies qui, après avoir été simples d'abord, finissent par retentir sur le système nerveux, et donnent lieu à du nervosisme; dans ces névralgies accompagnées de nervosisme, l'eau froide est un adjuvant des plus utiles.

Chorée.

L'eau froide se trouve indiquée dans la chorée exempte de complications rhumatismales, mais en raison même de la surexcitabilité que produit l'application du froid, la perturbation nerveuse peut être salutaire chez les uns et sans résultat chez les autres.

D'après M. Bouchut, l'immersion subite dans l'eau froide, le passage à travers une lame d'eau à 8 ou 9 degrés, l'*hydrothérapie* en un mot, réussit assez souvent, mais moins bien que les bains sulfureux (1).

---

(1) Bouchut, *Traité pratique des maladies des nouveau-nés, des enfants à la mamelle et de la seconde enfance.* Paris, 1873, p. 22.

Vertiges nerveux.

Les vertiges nerveux, sans altération du sang, et causés simplement par une surexcitabilité particulière du système nerveux encéphalique, sont d'une fréquence assez grande, surtout dans le sexe masculin. Ils peuvent être isolés ou associés à un état névropathique général.

Dans les deux cas, le traitement hydriatique leur convient parfaitement.

Voici un exemple de vertige nerveux, où l'eau froide a été des plus efficaces.

Vertiges nerveux datant d'une douzaine d'années. — Névralgie occipitale. — Insuccès des diverses médications employées.— Guérison par l'eau froide.

Le nommé X.., commerçant, âgé de 36 ans, vint nous consulter en l'année 1877, pour des vertiges dont il souffre depuis plus de douze ans, et pour des douleurs dans la région de la nuque, qu'il éprouve depuis environ un an.

Il nous raconte que les vertiges ont apparu au milieu d'une santé qui ne laissait rien à désirer.

Se trouvant un jour dans une église, il fut pris tout-à-coup d'un étourdissement violent, accompagné d'une malaise tel, qu'il crut perdre connaissance ; on fut obligé de le soutenir pour l'empêcher de tomber ; mais il n'y eut pas de syncope ni d'absence, car il se rendit parfaitement compte de ce qui se passait autour de lui.

Des parents qui se trouvaient avec lui le ramenèrent en voiture, et ce malaise cessa momentanément.

Depuis cette époque, les vertiges apparurent par intervalles plus ou moins rapprochés, et avec une intensité variable, aussi bien dans la rue que dans un endroit clos, et autant dans le repos qu'après une tension plus ou moins forte de l'esprit.

Il semblait au malade qu'il allait tomber ou que les objets tournaient autour de lui. De plus, il avait une sensation de vide dans la tête qui augmentait la malaise.

Quant aux douleurs, elles se faisaient ressentir à la nuque, et remontaient jusqu'au sommet de la tête ; mais elles étaient indépendantes des vertiges. Elles étaient caractérisées par des élancements répétés au niveau de l'occipital, ou bien par un sentiment de vive pression de cette partie du crâne, s'accompagnant d'un vague indéfinissable dans l'intérieur de la tête.

Leur apparition n'avait rien de bien déterminé,

mais il ne se passait pas de semaine qu'il n'eût de ces douleurs ou de ces vertiges.

Dans les moments de répit il restait encore un malaise plus ou moins pénible dans la tête ; mais le moral n'en était pas affecté, et le malade était d'une humeur toujours égale.

Par l'examen de la région de la nuque, nous nous assurons qu'il n'existe aucune lésion de ce côté, et que ces douleurs sont de nature névralgique. La région innervée par le nerf occipital paraît être le siège de l'hyperesthésie.

Le malade a eu en l'année 1866 un rhumatisme articulaire aigu, qui a duré quelques semaines ; mais depuis ce moment il n'y a plus eu de douleurs articulaires.

Le cœur n'a subi aucune atteinte de l'affection rhumatismale.

Pas de souffle vasculaire.

Tous les organes sont sains.

L'appétit est très vif, même pendant les crises ; et les digestions sont bonnes.

Tempérament nerveux héréditaire.

Le teint est coloré, l'embonpoint prononcé.

Les traitements suivis depuis douze ans sont nombreux, mais n'ont donné aucune amélioration. Le malade a pris du bromure de potassium, de l'iodure de potassium, du sulfate de quinine, du quinquina, divers antispasmodiques, etc.

Il s'est aussi fait appliquer des vésicatoires mor-phinés à la nuque, sans obtenir de soulagement durable.

Les symptômes que présente le malade sont évi-demment de nature névropathique ; les vertiges nerveux et les névralgies occipitales sont causés par un état nerveux à forme cérébrale, sans congestion ni anémie, et nous prescrivons en conséquence les applications extérieures d'eau froide.

Chaque jour une douche en pluie, d'une demi-minute de durée, avec une eau à la température de 15 à 20 degrés.

Nous supprimons toute autre médication.

Le traitement est suivi régulièrement pendant trois mois, et dès le premier mois l'amélioration est survenue pour se terminer par la guérison.

Remarques. — Malgré l'ancienneté de la maladie qui datait de douze ans au moins, l'eau froide a pu faire disparaître les symptômes morbides, comme si l'affection était récente.

Quel a été le procédé par lequel les vertiges et les douleurs ont disparu.

Pour nous, c'est l'action perturbatrice de l'eau froide, qui peut seule expliquer la gué-rison.

Faut-il croire que le sujet avait des vertiges de nature anémique, et qu'il a été reconstitué par l'hydrothérapie, parce que les applications froides ont agi comme toniques?

Nous ne pouvons admettre cette supposition, car M. X... avait déjà essayé en vain de toutes espèces de toniques. Il était grand mangeur, il digérait bien, et malgré cela il restait aussi vertigineux que par le passé.

Peut-on dire encore que les vertiges étaient dus à des congestions cérébrales passagères, et que l'eau froide a agi comme révulsif? Non, car des vertiges occasionnés par l'hyperhémie du cerveau ne durent pas aussi longtemps sans amener des lésions organiques ou des troubles plus graves que ceux que présentait M. X...

Palpitations nerveuses. Dyspnée nerveuse.

Ces troubles fonctionnels sont souvent associés ; d'autres fois, les palpitations nerveuses existent seules, sans dyspnée, et réciproquement.

Enfin, les palpitations et la dyspnée peuvent être liées à un état nerveux général.

Dans tous ces cas, les applications d'eau froide sont indiquées et donnent souvent des guérisons ou des améliorations durables.

Dyspepsie.

Lorsque la dyspepsie est symptomatique du nervosisme, l'eau froide, en modifiant cette dernière maladie, amène, en même temps, la disparition des troubles digestifs, mais lorsque la dyspepsie constitue le seul trouble fonctionnel, les médications internes doivent être préférées, et l'on ne prescrit l'hydrothérapie que pour les cas où ces derniers moyens auront été inutiles.

Il y a aussi des dyspepsies qui peuvent occasionner des troubles nerveux consécutifs, et le traitement par l'eau froide y est employé comme médication adjuvante.

Quant aux dyspepsies causées par des lésions organiques, nous n'avons pas à en parler ici.

Divers troubles fonctionnels de nature névropathique.

Un grand nombre de troubles essentiellement nerveux peuvent exister isolément ou être causés par un état névropathique général.

Cette distinction est importante au point de vue du traitement.

Dans le premier cas, en effet, les médications internes ou locales doivent être d'abord utilisées, et, si elles ne réussissent pas, l'eau froide peut être avantageusement employée.

Dans le deuxième cas, au contraire, lorsque les troubles nerveux sont dus au nervosisme, il est indispensable de modifier l'ensemble du système nerveux, et c'est alors que l'eau froide se trouve indiquée, et agit souvent d'une manière efficace.

Nous avons déjà parlé d'un certain nombre de ces troubles fonctionnels; nous citerons encore les palpitations artérielles, la toux nerveuse, la dysménorrhée, les perversions de la sensibilité cutanée, les viscéralgies, les pertes ésminales, etc.

Névroses de l'intelligence.

Nous ne devons pas oublier de dire quelques mots sur l'emploi de l'eau froide dans les diverses formes d'aliénations mentales.

Dans ces névroses, et plus encore que dans toute autre maladie, l'action perturbatrice de l'eau froide est le seul effet de la médication hydrothérapique qui pourrait contribuer à une heureuse modification des troubles intellectuels, mais on n'obtient pas toujours un tel résultat.

Nous ferons connaître plus loin le moyen puissant que Rech, de Montpellier, utilisait pour guérir certaines lypémanies et manies aiguës lorsqu'il se servait de l'eau froide.

Nous n'avons pas à nous occuper ici des médications *sudorifique et altérante* qui résultent de l'emploi du froid et du calorique.

CHAPITRE VII

Action thérapeutique des applications locales de l'eau froide
et de la glace.

Parmi les applications partielles de l'eau
froide, nous avons déjà cité les douches localisées sur la région du foie et de la rate, dont
l'effet est de diminuer le volume de ces organes.

Vu le résultat obtenu, on peut dire que ces
douches locales sont *résolutives*.

Cette action résolutive est encore utilisée
sous forme de douches locales, et produit d'excellents effets thérapeutiques dans les raideurs articulaires et musculaires, suite de rhumatismes,
de suppuration ou d'immobilisation prolongée, et
dans ces empâtements qui surviennent après la
consolidation autour des fractures. (E. Delmas
Saint-Hilaire.)

La circulation locale se trouve ainsi activée,

et les phénomènes de résorption des tissus anor-
maux deviennent plus énergiques.

Mais, à ces applications partielles, il est bon
d'ajouter les douches générales, qui, par l'excitation qu'elles exercent sur toute l'économie,
contribuent à favoriser la résolution locale.

(M. Delmas emploie particulièrement dans
ces cas les douches et bains de Barèges).

Au nombre des applications locales de l'eau,
signalons aussi les irrigations continues, particulièrement employées dans les grands trauma-
tismes, pour obtenir une action *antiphlogistique;*
elles ont, en effet, pour but d'empêcher l'afflux
du sang, et, par conséquent, d'éviter l'inflam-
mation diffuse autour des parties lésées.

Cependant, dans ces cas, les applications de
glace nous paraissent préférables, car l'action
antiphlogistique du froid à 0° est plus puissante.

Dans les *fractures compliquées de plaies*, par
exemple, les résultats obtenus par ce moyen
sont vraiment merveilleux, ainsi qu'il résulte
des nombreuses guérisons que nous avons
observées en 1872, à l'Hôtel-Dieu, dans le ser-

vice de notre excellent maître, le Dr A. Gué-
rin.

Nous croyons utile de faire remarquer qu'il
est très important de placer une compresse entre
la peau et la vessie de glace; sans cette précau-
tion, qui est quelquefois négligée, le contact de
la glace serait insupportable.

Comme dans ces cas l'on ne recherche pas
l'action anesthésique locale, qui serait d'ailleurs
nuisible, le froid de la glace détermine nécessai-
rement de l'hyperesthésie.

De là, la nécessité de recourir au moyen dont
nous parlons.

Dans certaines affections puerpérales, en particulier dans la *péritonite* et le *phelgmon péri-
utérin*, l'emploi des vessies de glace sur le ventre est aussi préférable aux applications d'eau
froide; car celle-ci se réchauffe beaucoup trop
vite pour en espérer une action antiphlogistique
efficace.

Enfin, les applications partielles d'eau froide
sont utilisées aussi comme *hémostatiques*, mais
dans certaines hémorrhagies, les applications
de glace les remplacent avantageusement.

Nous avons vu l'influence d'un bain de pieds froid sur les hémorrhagies de la matrice; les bains de siège froids produisent le même effet et dans ce cas l'action hémostatique a lieu par voie réflexe.

E. Delmas se sert d'un appareil particulier qu'il appelle *bains de pieds à épingles*.

Un bain de pieds à épingles, à 14 ou 15 degrés, possède, selon cet auteur, une action réflexe d'une intensité remarquable et instantanée qui, après 5 à 6 secondes d'application à peine, se traduit par un arrêt quelquefois complet de la métrorrhagie la plus intense, même d'origine organique (1).

Au point de vue thérapeutique, c'est l'action antiphlogistique et hémostatique de la glace qui est le plus souvent utilisée en médecine et en chirurgie.

Mais les applications de glace sont encore employées dans un autre but. Ainsi, en plaçant une vessie de glace sur la région dorsale de la colonne vertébrale, on peut obtenir la cessation

___
(1) Delmas, p. 74.

de *vomissements nerveux* qui ont déjà résisté à d'autres médications.

Comment agit la glace dans ce dernier cas ?

L'action antiphlogistique ne peut expliquer l'effet thérapeutique, et nous croyons que l'impression du froid sur la région du système nerveux où la glace est appliquée est la principale cause de la modification qui a amené l'effet curatif.

Les applications de glace ont été préconisées par le docteur Chapman (1) dans le traitement de diverses maladies où il recherchait particulièrement des modifications dans l'état des circulations locales.

Se fondant sur la propriété que possède le grand sympathique d'agir sur la circulation des petits vaisseaux par l'intermédiaire des nerfs vaso-moteurs, il a pensé que la glace appliquée sur les régions des ganglions sympathiques pouvait augmenter la circulation capillaire de

(1) J. Chapman, functional diseases of women; cases, illustrative of a new method of treating them through the agency of the nervous system by the means of cold and heat. Also an appendix containing cases illustrative of a new method of heating epilepsy, paralysis and diabetes. London, 1863.

certaines parties du corps, en paralysant les vaso-moteurs qui émergent de ces ganglions.

Par des applications chaudes, au contraire, il disait obtenir des effets différents.

Ainsi, la circulation cérébrale serait influencée, selon Chapman, par l'application prolongée de la glace sur la région cervicale.

Les nerfs vaso-moteurs qui partent des ganglions cervicaux du grand sympathique, étant paralysés sous l'influence du froid, les vaisseaux capillaires cérébraux se dilateraient.

Parmi les maladies que Chapman a traitées avec succès par sa méthode, nous remarquons principalement des cas d'épilepsie, de paralysie, d'hémianesthésie et de céphalalgie.

Mais si la glace réussit dans ces maladies, c'est que l'impression du froid sur le système nerveux a, selon nous, une influence autrement importante que celle qui résulte des modifications subies par les circulations capillaires.

Le professeur Vulpian a essayé plusieurs fois cette médication à la Salpêtrière, dans des cas divers, et surtout dans des cas d'ataxie locomotrice, sur des malades tourmentées par de violentes douleurs, soit fulgurantes, soit persistantes, ou par une gastralgie intense, sans obtenir le moindre résultat manifeste. Je ne sache pas, dit-il, que d'autres médecins, en France, aient obtenu, à l'aide de ce moyen thérapeutique, des effets bien satisfaisants (1).

Nous ajouterons que ces applications de glace ne doivent pas être d'un emploi commode, surtout dans les maladies chroniques, car leur durée varie de deux à huit heures par jour.

Emploi de la glace dans l'hystérie.

Dans certaines hystéries où l'*aura* a pour point de départ la région ovarienne, on peut, en appliquant de la glace sur cette région, diminuer le nombre des attaques convulsives et modifier favorablement l'état nerveux général.

Nous avons connaissance d'un cas d'hystérie où la glace ainsi employée fut le seul remède efficace, à l'exclusion de toute autre médication interne ou externe. L'eau froide même, en ap-

(1) Vulpian. *Leçons sur l'appareil vaso-moteur*. Paris, 1875, t. II, p. 457.

plications générales, n'avait donné aucun résultat.

Le professeur Charcot, dans son service de la Salpétrière, a vu quelques hystériques où les applications de glace furent des plus salutaires.

Chez une de ces hystériques la glace fut appliquée sur la région cardiaque, parce qu'elle se plaignait de palpitations très douloureuses.

Voici le résumé de ces observations, d'après le docteur Bourneville :

» I. *Hystéro-épilepsie.*—La glace, cassée en morceaux de la grosseur d'une noix, était enfermée dans une vessie de porc que l'on plaçait sur la région ovarienne, siège de l'hyperesthésie. Les applications étaient faites, à l'origine, pendant une demi-heure matin et soir, puis pendant une heure et enfin une heure et demie. L'une des malades soumises à ce traitement, G..., fut assez obéissante pour l'accepter une première fois pendant deux mois, et, durant cette période, les attaques furent notablement moins fréquentes. À diverses reprises, nous parvînmes à lui faire recommencer ce traitement et toujours nous constatâmes une diminution des crises et une amélioration de l'état nerveux habituel. Chez elle encore, nous avons observé d'une manière bien évidente l'action de la glace sur les attaques elles-mêmes.

» Souvent, une heure ou deux avant ses attaques, G... a des secousses, est excitée, ne peut demeurer en place, saute, se plaint de douleurs dans le côté gauche du ventre, de battements de cœur, d'oppression, etc. Nous avons pu la décider quelquefois à se coucher et à se laisser mettre la glace, et, chaque fois, sous l'influence du froid, les phénomènes précurseurs de la crise hystéro-épileptique se sont dissipés. En pareil cas, c'est-à-dire lorsque l'aura est prolongée, que «l'attaque a de la peine à venir», la malade déclare souffrir beaucoup plus que quand l'attaque suit de près, de quelques minutes par exemple, l'arrivée des prodrômes.

» Une seconde malade, Etch..., dont nous avons communiqué l'histoire à la *Société de Biologie*, était sujette à des accès d'oppression très-intense qui succédaient à des douleurs occupant l'ovaire gauche. Les applications de glace, au niveau de cet organe, éloignèrent les accidents dyspnéiques et les rendirent plus courts et moins violents.

» Dans d'autres cas où la glace a été employée, nous avons observé également une diminution des attaques. Mais, par malheur, ce mode de traitement est difficilement applicable d'une façon régulière chez les hystériques de la Salpétrière.

» Une de ces malades, cependant, s'est montrée

plus docile. Il s'agit de Th. L... En dehors de ses attaques, purement hystériques d'ailleurs, elle a des palpitations cardiaques très douloureuses. Comme elle s'en plaignait sans cesse, nous avons pu obtenir qu'elle appliquât la glace non pas sur la région ovarienne droite qui, chez elle, est le point de départ de l'aura, mais sur la région cardiaque. Le traitement, institué le 1er juillet 1875, a été suivie d'une façon régulière. Les résultats, du reste, ont été excellents, ainsi qu'on va le voir, et n'ont pas médiocrement contribué à encourager la malade à persévérer.

» Du 1er juillet 1874 au 1er mars 1875, 56 attaques
— 1875 au 1er mars 1876, 7 —

» Les accès de palpitations cardiaques ont les caractères suivants : ils commencent par une douleur qui part du poignet, gagnant successivement le coude, l'épaule et le sein ; alors, les battements du cœur se précipitent, la malade sent monter une sueur froide, sa vue se trouble, elle appelle à son secours et est prise de lipothymie. Ces accès sont devenus de plus en plus rares.

» Les renseignements qui précèdent montrent que, si l'on avait affaire à des malades plus faciles à diriger ou mieux dirigées, on obtiendrait des effets sérieux et certainement plus efficaces (1). »

(1) *Progrès médical*, 1876, n° 12. — Dr Bourneville, *De l'emploi de la glace* (hospice de la Salpêtrière, M. Charcot).

Comment doit-on expliquer, dans ces cas, l'action thérapeutique de la glace?

Il est certain que l'action anesthésique du froid ne peut s'étendre jusqu'à l'ovaire lui-même, mais l'impression du froid peut y retentir.

Alors, sous l'influence du contact continuel de la glace, et par conséquent sous l'impression persistante du froid, l'ovaire doit être modifié dans sa sensibilité morbide.

En deuxième lieu, l'on peut se demander comment l'application de la glace sur la région de l'ovaire parvient à diminuer le nombre des attaques d'hystérie. C'est que l'hystérie, pour nous, a son origine dans une irritation périphérique, ou bien dans une irritation centrale.

L'hystérie, de cause périphérique, a souvent pour point de départ l'impressionnabilité morbide de l'ovaire; les crises convulsives ne sont que le résultat ou plutôt le retentissement de l'hyperesthésie ovarienne, et en traitant celle-ci par la glace, on agit indirectement sur la névrose elle-même.

Ici, l'hystérie mérite le nom qu'on lui a donné.

L'hystérie de cause centrale, au contraire, est celle qui est occasionnée par une surexcitabilité anormale des centres nerveux.

Le nom *d'hystérie* est alors moins approprié à la nature de la maladie.

On peut ainsi comprendre comment la glace, employée dans les hystéries d'origine ovarienne, a une efficacité réelle.

Mais ce moyen sera seulement employé, après que toutes les autres médications auront échoué.

Emploi de la glace dans d'autres maladies.

Parmi les maladies où la glace est encore employée, citons la méningite et la colique saturnine.

L'application sur le ventre de vessies remplies de glace a été employée avec succès dans la colique saturnine par M. Constantin Paul, dans les cas non fébriles où les symptômes douloureux et la constipation étaient les phénomènes dominants. Ce moyen avait été déjà recommandé par Bouley contre les constipations rebelles (1).

La glace peut encore être employée avec succès dans certaines arthrites aiguës traumatiques où elle agit comme antiphlogistique.

Dans le traitement du rhumatisme articulaire aigu, Gubler se servait de compresses d'eau froide dont il enveloppait les articulations malades, et il en obtenait de très bons effets (2).

On comprend que cette réfrigération locale, souvent répétée, puisse amener des effets sédatifs.

Van Esmarck, de son côté, a beaucoup vanté les applications de glace dans le traitement de cette même maladie.

La médication, d'après cet auteur, doit être poursuivie avec persévérance jusqu'à complète disparition de tous les symptômes (3).

Naturellement, dans ce cas, l'action réfrigérante et antiphlogistique amène l'effet sédatif.

(1) Hayem. *Revue des sciences médicales.* Paris, 1880. p. 108.
(2) Gubler. *Leçons de thérapeutique recueillies par le D* Leblanc
Paris, 1877, p. 319.
(3) Labadie-Lagrave, *loc. cit.*, p. 153.

Effets révulsifs des applications locales d'eau froide. — Les effets dits révulsifs s'expliquent dans un grand nombre de cas par un autre mécanisme que celui de la révulsion.

Exemple : Si l'on supprime une hémorrhagie utérine par une application d'eau froide sur les membres inférieurs, l'effet obtenu n'est pas dû à une révulsion par congestion sur ces extrémités inférieures, mais à une action réflexe produite par l'impression du froid, qui a pour résultat de modifier la circulation de l'utérus.

Voici les procédés dans lesquels les applications locales d'eau froide deviennent réellement *révulsives* :

Ce sont ceux qui consistent à employer des compresses humides recouvertes de tissu imperméable (caoutchouc, gutta-percha, taffetas gommé).

Winternitz a particulièrement utilisé ces sortes de compresses dans diverses affections de la tête et du cou, des voies respiratoires, depuis la méningite jusqu'au croup, et aux formes les plus graves de la tuberculose. Sur quarante-cinq cas, il n'a eu qu'une fois un insuccès.

Mais dans ces applications humides, le froid, proprement dit, ne joue plus aucun rôle, lorsque la durée de ces applications est prolongée.

En résumé, les applications locales, par suite de l'influence qu'exerce l'impression du froid sur le système nerveux et sur la circulation, donnent lieu principalement aux effets suivants : *résolutifs, antiphlogistiques, hémostatiques* et *modificateurs de l'innervation.*

CHAPITRE · VIII

Considérations sur le degré d'intensité des effets excitants de l'eau froide, suivant la température de l'eau et les divers procédés hydriatiques. — Du mode d'application le plus employé.

Température de l'eau.

On croit généralement qu'une eau très froide est absolument nécessaire pour obtenir du traitement hydrothérapique tout le bien qu'elle peut donner.

C'est là une erreur propagée par Fleury, qui prétendait qu'il fallait toujours se servir, pour les douches, d'une eau dont la température fût comprise entre 8° et 10° centigrades.

Or, si l'on commençait le traitement du nervosisme avec une eau aussi froide, on serait le plus souvent obligé de renoncer à l'hydrothérapie, car l'excitation primitive et ultérieure, sur laquelle nous avons insisté, serait beaucoup trop prononcée.

Ces phénomènes d'excitation qui apparaissent sous l'influence de l'application extérieure de l'eau froide sont de deux ordres et sont constitués :

1° Par les troubles nerveux ordinaires dont l'intensité est augmentée ;

2° Par des symptômes jusqu'alors étrangers à la maladie, dont les plus fréquents sont : la suffocation, les palpitations, de la céphalalgie frontale ou occipitale, des vertiges, des tremblements.

Nous avons souvent remarqué que les malades se plaignaient de douleurs dans diverses parties du corps, surtout dans les membres inférieurs ; ils éprouvaient aussi des sensations de nature variable, comme des picotements, des élancements, des brûlures, etc.

Le système nerveux étant très irritable dans le nervosisme et l'hystérie, il est tout naturel que l'eau froide, qui est elle-même un agent excitant, puisse augmenter cette irritabilité ou provoquer de nouvelles manifestations, au

même titre qu'une impression morale quelconque.

Fleury avait bien remarqué cette intolérance
de certains malades pour l'hydrothérapie; mais
il l'attribuait exclusivement au procédé employé pour l'application de l'eau, c'est-à-dire à
la douche en pluie.

« Souvent, dit-il, la douche n'est point tolé-
rée d'emblée; il faut y préparer le malade par
des affusions, des lotions, des frictions en drap
mouillé, des immersions. Chez les femmes très
nerveuses, les douches, dans lesquelles l'eau
est très divisée (douches en pluie, en poussière,
etc.), sont ordinairement trop excitantes au début du traitement; elles augmentent l'agitation,
l'irritabilité nerveuse, et je les ai vues provoquer des attaques hystériformes. Il faut donc,
en commençant, avoir recours aux immersions
dans le bassin ou aux douches en nappe, en
ayant soin de diriger celles-ci d'abord sur la
poitrine, afin de prévenir ou de diminuer la souffrance. Ce n'est souvent qu'au bout de deux ou
trois mois qu'on peut employer avec avantage
les douches dans lesquelles l'eau subit une

grande division et présente une force de percussion (1). »

Nous sommes persuadé que la basse température de l'eau, que Fleury utilisait pour les
douches (de 8° à 10°), avait une grande part
dans la production de ces phénomènes de surexcitation.

. Un traitement avec une eau aussi froide
n'est guère possible que dans les établissements
d'hydrothérapie, où les névropathes sont continuellement sous la direction du médecin.

Mais ceux qui font de l'hydrothérapie en dehors de ces établissements, sont trop facilement
tentés de cesser un traitement qui leur est
quelquefois pénible.

Il est essentiel, en commençant la cure,
d'employer une eau dont la température est
plus élevée.

Pour cela, une eau tempérée peut produire
d'aussi bons résultats qu'une eau très froide.

Que faut-il entendre par ces mots : eau très
froide, froide ou tempérée ?

____

(1) *Loc. cit.*, p. 155-156.

Ces différentes qualifications de l'eau, avec
les températures qui y correspondent, peuvent
bien s'expliquer par le tableau suivant, dressé
par M. Beni-Barde (1) :

Une eau très froide a une température de	8 à 12 degrés
froide...................	12 à 16 —
fraîche...................	16 à 20 —
dégourdie..............	20 à 26 —
tempérée ou tiède.......	26 à 30 —

Les symptômes d'excitation ultérieure peuvent se manifester, surtout chez les névropathes,
quelle que soit, du reste, la température de
l'eau, entre 8 et 26 degrés centigrades. Bien
plus, l'eau tiède elle-même, sous forme de
bains et de douches, produit cette excitation,
ainsi que l'a démontré M. de Rance, médecin
aux eaux de Néris (2).

Enfin, il existe des névropathes tellement excitables que l'on ne peut même pas utiliser une
eau inférieure à 30 degrés.

Dans ces cas, la méthode de M. Beni-Barde
est des plus efficaces.

(1) *Loc. cit.* p. 65.
(2) Dr de Rance, *Clinique thermo-minérale de Néris*, Paris, 1876,
et *Communication à l'Académie de médecine*, 1881.

Elle consiste à donner des *douches chaudes* dans les premiers temps du traitement, puis ultérieurement à faire suivre la douche chaude d'une eau à une température moins élevée pour arriver enfin à la douche plus ou moins froide.

Cette transition immédiate du chaud au froid se fait avec la douche mobile en arrosoir.

Ce procédé n'empêchera pas l'apparition ultérieure des symptômes d'excitation, lorsqu'on se servira exclusivement d'eau froide ; mais on comprend qu'il soit plus facile, par cette préparation, d'arriver au traitement définitif.

Néanmoins, nous le répétons, avec une eau d'une température de 20 à 28 degrés, on peut aussi obtenir une modification efficace du nervosisme, ainsi que l'ont déjà prouvé M. Beni-Barde (1) à Paris, et M. Delmas (2) à Bordeaux.

Du mode d'application le plus employé.

Les principaux procédés au moyen desquels ont lieu les applications générales d'eau froide

(1) *Loc. cit.* p. 581, 582.
(2) *Loc. cit.* p. 74.

sont les *enveloppements* dans le drap mouillé, les *immersions* dans la piscine et les *douches*.

Celles-ci comprennent les douches en pluie et les douches en jet, mobiles ou non.

Quel est le meilleur de ces procédés pour le traitement du nervosisme?

On croit que le traitement hydrothérapique doit être plus efficace et plus rapide dans ses effets, lorsque la force de projection de l'eau est d'une certaine intensité; mais cette dernière condition est inutile et souvent nuisible chez certains malades.

La douche en pluie verticale peut être employée chez un grand nombre d'individus, mais il y a des névropathes qui ne supportent pas les effets que produit la chute de l'eau sur la tête.

A l'exemple de M. Beni-Barde, nous prescrivons, dans la généralité des cas, la douche mobile en pluie qui donne les résultats les plus remarquables. — Elle présente sur les autres douches les avantages suivants :

1° La force de projection est faible et les effets excitants sont amoindris;

2° Étant mobile, elle permet de projeter

l'eau sur toute la surface du corps, de manière à pouvoir préserver la tête du contact de
l'eau;

3° La douche mobile en arrosoir permet, si
cela est nécessaire, de faire précéder l'eau froide
par des douches plus ou moins chaudes.

Après la douche mobile, il faut donner la
préférence à la douche fixe en pluie; mais elle
donne lieu quelquefois à une douleur particulière de la surface crânienne.

« D'après Fleury, cette douleur peut être parfois extrêmement violente, se prolonger pendant
plusieurs heures, ou même jusqu'au lendemain,
et se montrer pendant plusieurs semaines; elle
épouvante certains malades qui se croient me-
nacés de congestion, d'apoplexie, etc., et la
considèrent comme une contre-indication ab-
solue au traitement. J'ai eu souvent, ajoute-
t-il, beaucoup de peine à combattre cette appré-
hension et à obtenir que le traitement fût
continué (1). »

Il est tout à fait inutile, comme cela est ad-

(1) *Loc. cit.* p. 216.

mis généralement, que l'eau soit projetée sur la tête pour que la cure produise tout l'effet désirable. Le contact de l'eau avec le reste du corps est bien suffisant pour que l'impression du froid soit efficacement perçue par les centres nerveux.

« Pour installer la douche mobile, » dit M. Beni-Barde, on adapte au grand tuyau d'alimentation un robinet coudé dont le levier est à la portée de l'opérateur. A l'extrémité libre de ce robinet, est attaché, à l'aide d'un raccord spécial, un tube en caoutchouc vulcanisé dont les parois sont tapissées d'une toile épaisse destinée à soutenir la résistance contre la pression de l'eau. Ce tube, qui doit être d'une grande flexibilité, mesure environ 1 mètre de longueur; son diamètre doit être à peu près le même que celui du robinet coudé, c'est-à-dire d'environ 3 centimètres. L'extrémité inférieure du tube est munie d'un robinet qui se termine par un embout qu'on peut changer à volonté, et dont l'agencement permet de donner à la douche mobile des formes de lance, d'arrosoir, de colonne, d'éventail, etc.

» Pour avoir une douche mobile à températature variable, il faut deux réservoirs, l'un destiné à l'eau chaude et l'autre à l'eau froide ; à chaque réservoir est adapté un tuyau de conduite aboutissant à un robinet à trois voies auquel on ajoute un tube en caoutchouc, se terminant par un embout auquel on peut donner toutes les formes usitées. (1)

L'administration de la douche mobile est faite de la manière suivante :

« Le malade doit se placer à deux mètres de l'opérateur.

» On mouillera le dos très-rapidement en épanouissant le jet avec le doigt et en évitant de percuter vivement la colonne vertébrale, puis, on continuera l'opération en dirigeant la colonne d'eau dans les membres ; quand toute la surface postérieure aura été mouillée convenablement, le malade se retournera et l'on arrosera la partie antérieure, en atténuant la percussion sur la partie thoracique et abdominale ; le jet sera ensuite promené sur tous les membres et l'on

(1) *Loc. cit.* p. 184 et 185.

terminera l'opération en percutant très-vive-
ment les pieds. » (1)

La durée de la douche doit être en moyenne
d'une minute, et il est inutile qu'elle soit prolongée au delà.

Une douche trop longue peut être nuisible;
au lieu qu'une douche très courte est toujours
capable d'amener un effet thérapeutique, par
l'impression qui résulte du premier contact du
froid.

Il est utile de prendre de l'exercice avant la
douche, afin d'activer la circulation de la peau,
en même temps que la sécrétion de la sueur.

Il est maintenant reconnu (et il n'est plus
nécessaire de le démontrer) qu'il n'y a aucun
danger à prendre une douche quand on est en
pleine transpiration.

La médication hydrothérapique doit être en-
treprise aussi bien en hiver qu'en été, et, quelle
que soit la rigueur du froid, il faut continuer
le traitement.

Les femmes, si sujettes aux maux de nerfs,

(1) *Loc. cit.* p. 187.

doivent aussi continuer les douches pendant
l'époque des règles.

La vaste pratique de Fleury et de Beni-Barde
a parfaitement démontré l'entière innocuité de
l'eau froide pendant le temps de la menstruation, à la condition, toutefois, que l'eau froide
soit administrée sous forme de douche généra-
lisée sur toute la surface du corps, et que le
traitement ne soit pas commencé au moment
même des règles.

Bien plus, chez celles dont la menstruation
est douloureuse et irrégulière, l'eau froide, en
applications générales, a pour effet d'éteindre
diverses souffrances qui précèdent ou accompagnent le flux cataménial, de régulariser chaque
époque menstruelle, et d'établir une juste limite
dans la quantité de sang évacué.

Nous avons obtenu ainsi une guérison complète chez une jeune fille de dix-neuf ans, atteinte
de nervosisme et de dysménorrhée dont voici
l'observation :

*Névropathie protéiforme.—Migraine.—Névral-
gie faciale. — Toux nerveuse. — Bâillements. —*

Lumbago.—Dysménorrhée.— Leucorrhée.—Traitement sans résultat par le fer, les toniques et les anti-spamodiques. — Guérison par l'eau froide.

Mlle S..., âgée de 22 ans, se présente à nous le 7 mars 1876, pour divers malaises qui la tourmentent déjà depuis quelques années.

Elle est d'apparence lymphatique et présente une pâleur marquée de la face. Mais c'est là, paraît-il, son aspect habituel.

Les souffrances qu'elle éprouve ont fait leur apparition depuis plus de quatre ans ; auparavant, elle était sujette seulement à des maux de tête, surtout au moment des règles.

Actuellement, elle se plaint de douleurs dans la région épigastrique, qui se manifestent avant ou après le repas, à des époques plus ou moins rapprochées. Elle reste quelquefois quinze jours sans souffrir ; puis, lorsque ces douleurs s'établissent, leur durée est souvent d'une huitaine de jours, avec de légères rémissions.

Les douleurs sont de forme et d'intensité variable. Quelquefois ce sont des tiraillements et des élancements intolérables; d'autres fois, il semble qu'un corps étranger se déplace douloureusement dans l'intérieur de l'estomac, ou que ce viscère se contracte violemment. Les douleurs se propagent jusque dans le dos. Pendant ce temps la malade ne peut prendre aucune nourriture.

Pas de nausées ni de vomissements dans le moment des plus fortes crises.

L'examen de la région ne présente rien de particulier, si ce n'est un peu de sensibilité du creux épigastrique.

Outre la gastralgie, Mlle S... présente d'autres symptômes que nous avons pu constater ultérieurement pendant nos visites, et qui sont les suivants : toux de nature particulière, extrêmement pénible, sans expectoration ni fièvre, durant quelquefois plusieurs heures de suite, pour disparaître pendant quelque temps et revenir ensuite sans cause appréciable.

Cette toux est purement nerveuse, car elle ne s'accompagne d'aucun phénomène anormal par la percussion et l'auscultation de la poitrine.

Bâillements fréquents, présentant les mêmes caractères d'accès spasmodiques que la toux nerveuse.

Migraine;— Névralgies faciales.

Douleurs de la région lombaire, indépendantes de la menstruation.

Leucorrhée abondante.

Coliques abdominales avant et pendant le flux cataménial.

Sommeil souvent agité.

Pas de souffle au cœur ni dans les vaisseaux

Digestions bonnes.

Tempérament nerveux héréditaire.

En raison de la multiplicité des symptômes nerveux et de l'absence de lésion organique, nous portons le diagnostic suivant : état nerveux à forme gastralgique, sans anémie ni chlorose.

Avant de s'adresser à nous, Mlle S... a déjà pris un grand nombre de médicaments sans arriver à se soulager.

Préparations ferrugineuses diverses, quinquina, éther, valériane, bromure de potassium etc. ; elle s'est aussi mise au régime de la viande crue.

Sous l'influence de l'ingestion du fer, la gastralgie augmenta d'intensité.

Nous prescrivons l'hydrothérapie, et, pour modifier en même temps la dysménorhée, nous conseillons de continuer l'eau froide pendant la période menstruelle.

Afin que le traitement soit suivi d'une manière régulière, on installe à domicile un appareil à douches en pluie.

Chaque douche était d'une demi-minute de durée, et l'eau avait une température de 18 à 20°.

Première douche le 12 mars 1876.

Rien de particulier les cinq premiers jours.

Le sixième jour la malade est prise d'un malaise subit, consistant en une sensation de défaillance, avec douleur à l'estomac et nausées; ce phénomène de surexcitabilité nerveuse, qu'elle dit n'avoir jamais ressenti, persiste une partie de la journée, puis se dissipe, et pendant cinq à six jours, il n'y a pas de manifestation névropathique.

Le 24 mai le même malaise se reproduit, mais est déjà d'une intensité moindre.

1er *avril*. — Les règles surviennent après avoir été précédées de maux de tête le 31 mars et d'insomnie le 28, le 29 et le 30 mars.

Il y a, de plus, des douleurs dans les régions ovariennes.

La douche est bien supportée; l'écoulement des menstrues est régulier.

2, 3 et 4 *avril*. — Continuation de la douche.

L'évacuation sanguine se fait toujours régulièrement.

Après la cessation des règles, santé bonne pendant tout le mois.

Le deuxième flux cataménial n'est plus précédé ou accompagné de phénomènes douloureux.

Il en est de même des suivants, et dans l'intervalle il n'y a plus de douleurs gastralgiques ; la toux nerveuse, les bâillements et les autres malaises ont cessé.

La leucorrhée a diminué.

Parfois, Mlle S... se lève le matin avec de la céphalalgie, mais la douche fait immédiatement disparaître ce symptôme qui, sans cela, aurait duré toute la journée.

Le traitement est interrompu après le sixième mois.

La guérison persiste.

Réflexions. — L'effet perturbateur de l'eau froide a été ici bien manifeste au début, car Mlle S.. a éprouvé dans les premiers jours du traitement des phénomènes nerveux qu'elle n'avait jamais ressentis. Mais après cette période d'excitation elle a joui d'une santé relativement excellente, eu égard aux souffrances qu'elle ressentait presque continuellement depuis plusieurs années.

On ne pourrait comprendre comment une action prétendue tonique de l'eau froide serait capable de produire un changement aussi rapide, car la modification nerveuse et, par suite, la cessation des symptômes nerveux, sont survenues dès le quinzième jour du traitement.

De plus, nous avons vu qu'une seule douche suffisait pour faire cesser la céphalalgie qui apparaissait quelquefois pendant le traitement, et il n'y a qu'une action perturbatrice qui puisse expliquer une telle modification dans le fonctionnement nerveux.

Enfin l'eau froide, continuée pendant les

règles, a guéri non seulement les malaises ordinaires, mais encore ceux qui se produisaient avant et pendant le travail menstruel.

On remarquera aussi que l'eau de la douche était à une température de 18° environ.

La durée d'un traitement hydrothérapique dans le nervosisme ne peut être fixée d'avance.

Elle varie avec le degré d'intensité et l'ancienneté des troubles nerveux.

Rappelons que dans les névropathies portées à un haut degré, il faut un traitement continué régulièrement pendant cinq ou six mois, et faisons encore observer que si l'on arrive à obtenir quelque amélioration, celle-ci persiste toujours, malgré les interruptions plus ou moins prolongées du traitement.

Dans certains cas, la perturbation nerveuse peut être rapidement efficace, ainsi que nous l'avons vu, malgré l'ancienneté et l'intensité de la maladie.

Est-il possible d'arriver à un résultat efficace en suivant le traitement au moyen d'un appareil installé à domicile?

Dans un certain nombre de cas, non seulement pour ceux qui ne recherchent que les effets hygiéniques de l'eau froide, mais encore pour les névropathes dont la maladie n'est pas trop accentuée, les effets du traitement à domicile sont favorables, surtout si le contact de l'eau sur la tête est supporté.

Mais si la chute de l'eau sur la voûte crânienne est pénible, il faut renoncer à se soigner chez soi, la douche mobile ne pouvant être établie en dehors des établissements d'hydrothérapie.

Enfin, s'il est nécessaire de commencer par douches tempérées, et si la maladie demande beaucoup de ménagements et de patience, le traitement doit être dirigé par les médecins des établissements d'hydrothérapie.

Douche en jet vertical ou oblique.

Ainsi donc, la douche mobile en pluie est celle qui nous donne généralement les meilleurs résultats.

Quant à la douche en jet vertical, elle est rarement utilisée, à cause de la perturbation violente qu'elle peut occasionner, par la chute de l'eau sur le corps.

Cependant Rech (1), de Montpellier, recherchait cette perturbation pour guérir rapidement certains troubles de l'intelligence. Il se servait pour cela d'une douche en jet vertical ou oblique dont le réservoir se trouvait à une certaine hauteur au-dessus du sol. Il dirigeait l'eau au moyen d'un tuyau en cuir.

Comme cette espèce de douche présente des effets particuliers, nous allons les décrire d'après cet auteur.

Dans une douche en jet, de la force que nous venons d'indiquer, il faut tenir compte :

1° De l'action du froid que nous connaissons déjà ;

2° De l'effet produit par la chute de l'eau sur la tête, car on doit bien penser qu'une colonne d'eau tombant sur la tête n'est pas sans occasionner une commotion cérébrale plus ou moins forte.

Les effets immédiats se manifestent par les trois phénomènes suivants :

(1) Rech., *Annales médico-psychologiques*, 1847, p. 144.

1° Le refroidissement de la tête ;

2° Le choc sur la voûte crânienne ;

3° La gêne de la respiration.

1° Le refroidissement de la tête se propage quelquefois sur toute la surface du corps, et s'accompagne de frisson, de tremblement général, et d'une sensation de froid des plus pénibles.

Dans quelques cas, ces malaises continuent après la cessation de la douche, et durent plus ou moins longtemps, en sorte que la réaction s'établit difficilement.

2° Le choc de la voûte crânienne donne lieu à une douleur de tête qui continue après la douche et peut s'étendre sur les autres parties du corps.

3° La gêne de la respiration est telle qu'ordinairement elle va jusqu'à la suffocation.

Ces effets se combinent le plus souvent et se traduisent en une sensation très douloureuse; mais, dans des cas peu rares, dit Rech, chacun d'eux modifie à sa manière les actes fonctionnels de l'encéphale. C'est ainsi que ce praticien a pu faire disparaître, en très peu de temps, des lypémanies et des manies aiguës, en se servant de la douche en jet.

Il est évident que la douche n'a pu agir dans ces cas qu'en produisant une forte perturbation des centres nerveux, sous l'influence de laquelle les troubles intellectuels ont disparu.

L'*ébranlement nerveux* est même tellement violent, chez certains malades, qu'il peut amener des accidents d'une gravité extraordinaire, comme des lipothymies, des syncopes ou de l'asphyxie.

Rech fait observer que les effets de cette douche ne peuvent, dans aucun cas, être prévus d'avance ; ils varient, selon une foule de circonstances, et surtout en raison des prédispositions des aliénés qui les reçoivent ; terribles chez les uns, ils sont nuls chez les autres.

Il est clair que toutes les douches en jet vertical ne produisent pas des effets aussi violents, puisque généralement le robinet du tuyau d'alimentation n'est qu'à 2 ou 3 mètres au-dessus du sol.

Pour ce qui est de la *douche mobile en jet*, on peut en diminuer la force de percussion, en appliquant plus ou moins le doigt sur l'embouchure, et le courant d'eau se trouve ainsi plus ou moins divisé.

Drap mouillé.

Chez quelques sujets trop impressionnables, on peut commencer le traitement par les applications du drap mouillé. L'impression primitive du froid y est moins désagréable, mais ce procédé ne donne pas de résultats aussi avantageux que celui qui consiste à employer la douche en pluie, du moins dans les cas où la perturbation produite par le froid doit être assez marquée.

Pour se servir du drap mouillé, on l'applique vivement sur le dos du malade, et l'on pratique des frictions plus ou moins énergiques pendant une ou deux minutes; on enlève ensuite le drap, et ce moyen peut être répété deux ou trois fois dans la journée, si cela est nécessaire.

Et néanmoins, il y a des cas où le drap mouillé lui-même n'est pas, de suite, bien supporté.

Dans une observation d'état nerveux citée par

Fleury, nous remarquons, en effet, le passage suivant :

« Malgré tout le soin, toute la prudence qu'on y a mis, les premières applications d'eau froide (frictions en drap mouillé, lotions rapides), ont été très pénibles, et ont provoqué des palpitations, de la suffocation, et une sensation de froid qui ne disparaissait qu'avec peine sous l'influence d'une réaction très incomplète. Il a fallu de grands efforts pour obtenir de Madame X... de continuer le traitement. » (1)

Ainsi donc, toutes les applications externes d'eau froide, quel que soit le procédé employé, sont primitivement excitantes, comme nous l'avons établi.

On dit que le drap mouillé, fortement tordu, est excitant. Le drap très mouillé, au contraire, serait *sédatif*, mais dans les deux cas subsiste toujours l'impression primitive du froid qu'il ne faut pas oublier.

Les effets du drap mouillé varient plutôt, selon nous, selon la durée de l'application.

(1) *Loc. cit.*, p. 589.

Lorsque le drap reste appliqué quelque temps sur le sujet et que, par-dessus ce drap, on met un peignoir en laine, il y a une action ultérieure qui est de nature *révulsive*, comme dans les cas où les compresses froides sont recouvertes d'un tissu imperméable; mais alors l'élément froid se trouve remplacé consécutivement par l'élément chaleur.

Piscines.

Que la piscine soit à eau dormante ou qu'elle soit à eau courante, l'effet excitant du froid y est toujours manifeste, mais il est moins marqué qu'après la douche en pluie.

Les immersions dans les piscines froides ne peuvent être employées exclusivement comme traitement hydrothérapique des états nerveux, et si l'on obtient des guérisons de névroses, au moyen de bains prolongés dans les piscines d'eaux minérales, c'est qu'ici l'eau est tiède et reste toujours à la même température.

Un séjour trop prolongé dans une piscine d'eau froide, dans l'espoir d'obtenir un effet dit *sédatif*, n'est pas sans inconvénients.

Bains de mer.

Les bains de mer sont très excitants, primitivement et consécutivement.

La température de l'eau et le mouvement plus ou moins marqué du liquide sont les causes principales de cette propriété excitante ; l'élément salin de l'eau peut aussi y contribuer, mais d'une manière accessoire.

Chez les enfants, les bains de mer sont des plus efficaces pour stimuler la nutrition, ainsi que le développement.

Ces bains peuvent même modifier favorablement certains états lymphatiques et scrofuleux, comme le prouvent les excellents résultats obtenus à Berck-sur-mer, dans les deux hôpitaux maritimes.

Mais le séjour au bord de la mer suffit souvent pour ces transformations, car l'air de la mer est lui-même très-stimulant.

Chez les adultes, les bains de mer, conseillés dans un but hygiénique, sont très avantageux, mais trop excitants quelquefois pour ceux qui sont d'un tempérament nerveux.

Enfin, chez les névropathes, ces sortes de bains produisent souvent une excitation trop vive pour pouvoir être supportés, et le traitement par les douches ordinaires est supérieur comme résultats.

CONCLUSIONS

1° L'eau froide, loin d'être un sédatif direct, n'est qu'un *excitant* du système nerveux.

2° Les phénomènes de cette excitation sont appréciables non-seulement sur les malades, mais encore sur l'homme sain, et peuvent se manifester dans tous les organes.

3° Cet effet excitant résulte de l'*action pertur- batrice* que l'impression du froid exerce sur le système nerveux.

4° L'action sédative que l'on recherche dans le traitement de l'état nerveux, de l'hystérie et d'autres névroses, n'est qu'un effet consécutif des applications générales de l'eau froide, et provient de cette *action perturbatrice,* qui mo- difie le fonctionnement anormal du système nerveux.

5° Cette sédation, étant due à l'action per- turbatrice de l'eau froide, ne peut s'expliquer, ni par une action tonique, ni par aucune autre action thérapeutique.

6° Les autres effets de l'eau froide, *antipériodiques*, *résolutifs*, *toniques*, *hygiéniques*, etc., sont, comme la sédation, consécutifs à cette action excitante primitive.

La réfrigération elle même n'est que consécutive, puisque la *régulation* de la chaleur n'est pas de suite vaincue.

7° En raison des effets excitants des applications froides, il est utile, lorsqu'on conseille le traitement hydrothérapique aux névropathes, de procéder méthodiquement, comme pour toute autre médication; en un mot, de ne pas débuter par une eau trop froide, ni par des moyens hydriatiques, trop perturbateurs.

FIN

TABLE DES MATIÈRES

FIN DE LA TABLE DES MATIÈRES

PARIS. — IMPRIMERIE ÉMILE MARTINET RUE MIGNON.

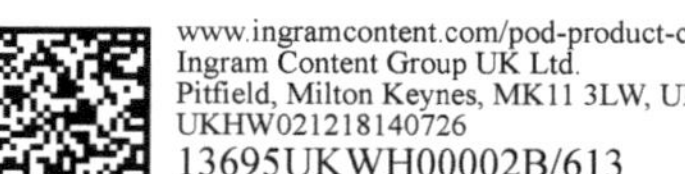
www.ingramcontent.com/pod-product-compliance
Ingram Content Group UK Ltd.
Pitfield, Milton Keynes, MK11 3LW, UK
UKHW021218140726
13695UKWH00002B/613